# 長生きしたければ、原材料表示を確認しなさい！

小薮浩二郎
食品メーカー顧問

ビジネス社

# はじめに

神代の昔から、私たちの生存になくてはならないものが食品です。食品は生命維持のために栄養を供給する一方で、健康被害を与えてきたのも事実です。食品を介して、フグ毒、貝毒、毒キノコ、カビ毒、食中毒細菌などに、私たちの生命は脅かされてきました。

これに新たに加わったのが、添加物です。

食品の工業化は、添加物の発展とともにありました。食品の大量生産の結果、手軽に、しかも安価に食品を手に入れられるようになったのと引き換えに、私たちの生活に添加物という厄介な危険物が出現したのです。

**添加物が厄介なのは、厚生労働省が安全だという「お墨つき」を与えている点です。**その厚労省が安全だとしている根拠は、ラット（白いネズミ）などの動物実験においてのみで、人への実験はされていません。薬の場合、人でも実験しています。

しかし、学者の中には、食品添加物によるアレルギーや精神への影響などを指摘している人たちもいます。私たちはこのような危険を回避するために、できるだけ安心できるものを口にする必要があるのです。

特にこれから成長していくお子さんにとって、なにが危険でなにが危険でないのか、わかっていないことがあまりにも多すぎるのです。その判断は、お母さんに委ねられているのが現状です。もし、そのお母さんが安全な食品を選ぶ眼力を持っていなかったとしたら……、お子さんやお母さんだけでなく、一家が共倒れになってしまいます。

日本人の健康意識は年々高まりを見せており、遺伝子組換え、無農薬・有機栽培、原産地などにこだわる人が少なくありません。しかし、それと同じくらい、いえ、それ以上に**こだわるべきは、食品に人工的に加えられている添加物の有無ではないでしょうか**。

私の講演会には、若いお母さんがたが大勢来られます。その理由は、自分の子供を危険な食品から守りたいからです。高齢のご婦人もいらっしゃいます。孫が心配だからです。

しかし、その多くは食品の安全性に関心はあるものの、実際は食品や添加物のことがよくわからないのです。また、どうすれば、安全な食品を確保できるのかがわかっていないのです。こうした人たちのために、わかりやすく記したのが本書です。

このテーマに関心のあるかたなら、すでに食品添加物に関する本がたくさん出回っているのはご存知だと思います。そのような中で、私が本書を出す最大の理由は、すでに出版されている本にいい加減な内容のものが少なくないからです。

添加物を理解するのに最低限必要な知識も、ラットの解剖の経験すらない作者が、誤った知識で添加物についての解釈をしていることが多々あるのです。こうした本がいたずらに、添加物の危険性をあおるのを見過ごしてはいられませんでした。しかも、そういった本のほうが、私の本よりもたくさん売れているのです（苦笑い）。

私は大学院を卒業後、製薬会社に入社し、医薬品、添加物の研究開発、添加物などの化学薬品の安全性に関する研究、食品の開発などに従事してきました。**その経験から、添加物の安全性に疑わしさがあるのは偽らざる事実なのです。**

浅学菲才ではありますが、私のこれまでの経験と知識が多くの皆様のお役に立つことを切に願っております。

小薮浩二郎

「長生きしたければ、原材料表示を確認しなさい！」目次



# 第1章 添加物ってなに？

## 第2章

## 複数の添加物が入っている食品に注意！

第3章

# 体と心を破壊する、やっぱり怖い添加物

# 第4章

# これだけは口に入れてはいけない添加物リスト

第5章

# 食品添加物をとり続けてしまった人へ

## 第6章

# それでも食品添加物を使わざるをえない供給側の事情

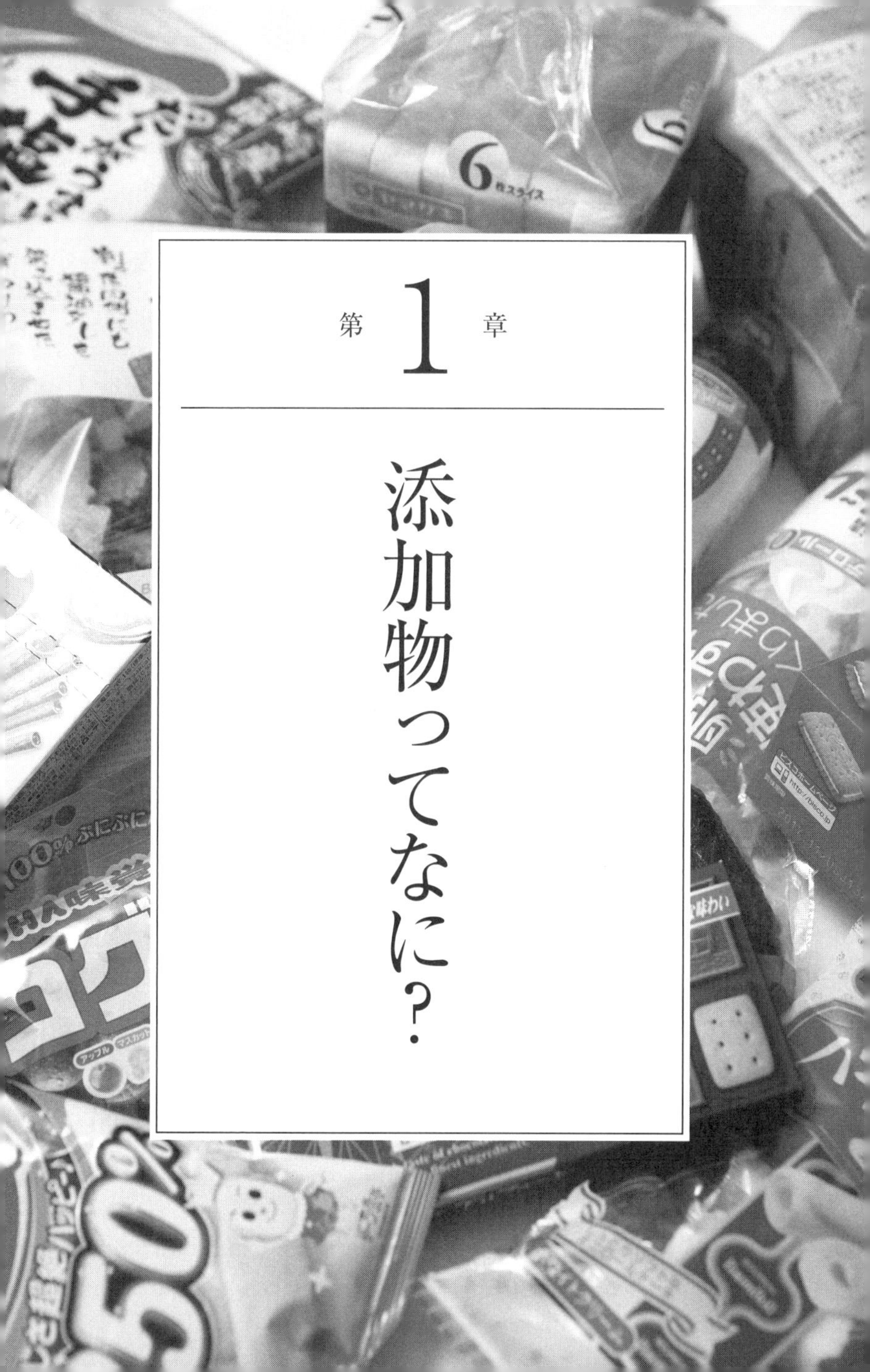


第1章

# 添加物ってなに?

## 加工食品はなにで作られているのか？

スーパーやコンビニエンスストアなどで売られている加工食品は、どのような原材料で作られているか、考えたことがありますか。**皆さんは加工食品を購入する際、原材料表示をチェックしたことはありますでしょうか。**

加工食品は食品素材と添加物で作られているのです。

食品素材とは小麦粉、米、大豆、砂糖、食塩、みそ、しょう油など、食品の味、形などの土台となる原材料のことです。ただし、みそ、しょう油、砂糖、食塩に添加物が使われていることがあります。ですので、食品素材がまったく安心という訳ではありません。

添加物については、実際の食品例で見ていきましょう。

# 食パンの原材料表示

| 原材料名 | 小麦粉、砂糖、粉ミルク、ショートニング、イースト、イーストフード、乳化剤　以下省略 |
| --- | --- |

問1 このうち、添加物はどれでしょう？

［ヒント］通常、添加物は終わりのほうに書いてあります。

答え：表示からわかるのはイーストフード、乳化剤です

ただし、小麦粉、砂糖、粉ミルク、ショートニングのような食品素材に使われている添加物は、表示しなくてもいいことになっています。ですから、実際に使用されている添加物について完全にはわからないのです。

問2 添加物として化学物質がいくつ使用されていますか？

答え：わからない

これは超難問です。私自身も答えられません。

「こんなこともわからん奴が書いた本など読みたくない！」と怒らないでください。

イーストフードとして法令上認められている化学物質は、塩化マグネシウム、硫酸アンモニウムなど18種類あります。さらに、乳化剤として認められている化学物質は、数十種類以上もあるのです。

おそらく正確な数は、誰にもわからないと思います。本来、消費者が見てわかるように化学物質名で表示されるべきなのです。

**ここで注意していただきたいのは、食パンを購入するとき、原材料表示にイーストフード、乳化剤と書いてあれば、数はわからないけれど、同時に何種類もの化学物質が使われていて、それを食べたお父さん、お母さん、お子さんの体に確実に取り込まれているという事実です。**

☞イーストフードや乳化剤のような添加物には、数多くの化学物質が使われている可能性がある
☞食品素材自体に添加物が含まれていることがある

# ゼロカロリーのコーラ飲料の原材料表示

| 原材料名 | カラメル色素、酸味料、甘味料（アスパルテーム（L‐フェニルアラニン化合物）、スクラロース）、カフェイン、香料 |
| --- | --- |

問1 このうち、添加物はどれでしょうか？

答え　表示されているものはすべて添加物です

問2 このコーラ飲料で添加物でないものは？実際のものを想像しながら考えてください。

答え　水と空気

「ゼロ」というより、正しくは「添加物100％飲料」というべきでしょう。
これを子供に飲ませますか？
という感じで、なんとなく添加物というものがおわかりいただけたでしょうか。

ちなみに、近ごろ、消費者の健康志向の高まりから、「カロリーゼロ」「糖質ゼロ」をうたう機能性商品が増えています。こうした商品は一見すると、「太らなそうだし体によさそう！」と思いがちですが、そんなことはありません。それは完全に騙されています。

例えば、カロリーゼロのチョコレートは、砂糖を使わないことでそれを実現させています。しかし、まったく甘くないチョコレートなんて、とても食べられたものではありません。そこで、カロリーがないのに甘さを感じられる添加物を、砂糖の代わりに使っているだけなのです。**カロリーゼロという甘い言葉に惑わされて、余計な添加物を口にしているのです。これだったら、砂糖のほうがよほど安全ではないでしょうか。**

☞添加物を避けるために、
原材料表示を必ず確認しましょう！

## 「添加物とはなにか？」は、非常に答えにくい質問です

加工食品に含まれている添加物について、「よくない」「危ない」というイメージがあったり、「無添加」「添加物不使用」は、「体にいい」というイメージがあったりするでしょう。現在は、食品の安全性への関心が高まるとともに、添加物自体への関心がとても高まってきています。特に、小さなお子さんを持つお母さんの関心は高いものがあります。

私の講演会では保育室が準備されることがありますし、ご主人と一緒に聞きに来られるかたもたくさんいて、そうした熱心なお母さんほど、必死に質問をされます。質問の延長戦もたびたびあります。講演終了後、会場外でコーヒーを飲みながら、数人と討論することもしばしばです。そのとき、強く感じるのは、お子さんに危険な食品を食べさせてはならないという母性本能です。

私の講演会に来られるかたは、食品への関心が高いのですが、「添加物」とはどのようなものかを正確に理解しているかたはほとんどいません。

「先生、ところで添加物ってなんですか？」という質問をよくされます。

まず、「添加物とはなにか？」という点についてご説明します。

添加物とはなにかについては、食品衛生法という法律に書いてあります。それによると、

「添加物とは食品の製造の過程において、または食品の加工、もしくは保存の目的で、食品に添加、混和、浸潤、その他の方法によって使用するものをいう。　食品衛生法第４条②」

ということになります。

わかりますか？　こんなにわかりにくい文章がよく書けたものです。法律は法律家のためにあるのではなく、国民のためにあるはずです。

この条文によると、小麦粉も砂糖も添加物になるのでしょうか？　正確には、添加物とは、国が定めた「食品添加物のリスト」に掲載されているもののことです。

添加物のリストは次の５種類です。

①**指定添加物リスト**：４５４品目あります。（平成28年現在）

大雑把にいうと、化学合成で製造されたいわゆる合成添加物のリストです。「品目」の数は、使われている化学物質の数ではありません。化学物質の数で数えるともっと多くなります。

②**18類香料リスト**：３１０２品目あります。（平成26年現在）

18類とは香料となる物質を化学的に似たような物に類別したものです。専門的には、エーテル類、エステル類、ケトン類などです。

③**既存添加物リスト**：３６５品目あります。（平成26年現在）

大雑把にいうと、天然物由来の添加物（天然添加物）のリストです。

天然だからといって安全ではありません。発がん性が問題になって使用が禁止されたものもあります。コレステロールはお好きですか？　コレステロールは天然添加物です。でも、コレステロールは、原材料表示には乳化剤としか書かれていません。

④**天然香料基原物質リスト**：約６００品目の動物・植物があります。（平成26年現在）

⑤**一般飲食物添加物リスト**：約１００品目あります。（平成26年現在）

一般に飲食されているものということになっています。

食品を包装しているパッケージの原材料表示には、指定添加物、18類香料、既存添加物などの記載は一切されていません。表示を見ても、なにが合成添加物でなにが天然添加物なのか、どのような化学物質が使われているのかが、ほぼわからないようになっているのです。実際に見てみると、専門用語らしきものが羅列してあって、それが一体なにを示しているのかわからないですよね。当然です。なぜなら、故意にわかりづらくしているのですから。

かなり前までは、

**合成保存料（ソルビン酸）**

のように表示されていましたが、このように表示していたら、次のような結果になるのは目に見えているからです。

**消費者が警戒して購入をひかえる→スーパーやデパート、コンビニが儲からない→食品卸会社が儲からない→食品会社（メーカー）が儲からない。**

そこで、頭のいい役人と業界がグルになって、故意にわかりづらくした訳です。これは、平成7年ごろの話です。

お役所には、国民、消費者のことなど考える人はいなかったのですね。

食品とはなにかについて考えることで、「添加物とはなにか」がよりわかりやすくなります。

「食品とは、通常そのままで食べたり、飲んだりすることができるもの。もしくは調理することで、食べたり飲んだりすることができるもの」

一方、添加物について私流に大雑把にいいますと、

「添加物とは、通常そのままでは食べたり、飲んだりしないもので、食品を製造するときに味や色をつけるとか、保存性をよくするとか、なんらかの目的があって使用する物質」です。

しかし、これでは苦しい説明になってしまいます。なぜなら、しょう油や塩も添加物になってしまうからです。しょう油や塩は添加物ではありません。食品です。ただし、しょう油や塩に添加物が含まれている場合もあります。

**国も業界も、消費者の側に立って考えてくれない以上、私たち消費者が自ら勉強す**

るしかないのです。皆さんご自身のため、かわいいお子さん、ご家族のために。

## 添加物について消費者自らが勉強するしかないのです！

### 添加物はいつ頃からある？
### 添加物の歴史は誕生と使用禁止の歴史である

**わが国にはずいぶん昔から、添加物があったのです。**

こんにゃくは平安時代から存在し、１０００年の歴史があるユニークな食べ物です。こんにゃくいもはアクが強く、そのままではとても食べられたものではありません。平安時代にこんにゃくいもを灰汁《あく》で煮て、酢をつけて食べることが考えられました。それが庶民にまで広がったのは、江戸時代です。いつのころからか灰汁の代わりに、消石灰《しょうせっかい》が使われるようになりました。

豆腐は江戸時代には食べられていました。加熱した豆乳に苦汁《にがり》を加えて固めたのが豆腐です。将軍様も好きだったようです。庶民にとってはぜいたく品でした。

ここで登場した灰汁、消石灰、苦汁は添加物です。

消石灰と苦汁は、現在でも添加物として使われています。しかし、有害な重金属やヒ素などの分析が行われ、安全性が確認できれば、さほど気にすることはありません。

◆消石灰とは？

水酸化カルシウムともいいます。石灰石を高温で加熱したものが生石灰です。かなり純度の高い酸化カルシウムです。これに水を加えたものが消石灰です。

◆苦汁とは？

海水を濃縮し、食塩を取った後の液体。主成分は塩化マグネシウム。

海水中の有害なものも濃縮されますから、しっかり化学分析し有害なものを含まないことを確認する必要があります。塩化マグネシウム自体は、豆腐に含まれる程度であれば問題はありません。

明治時代になると、化学合成の絵の具、繊維用の染料が海外から入ってくるようになり、これが無制限に食品に使われるようになりました。身の毛がよだつような恐怖を覚えます。

さすがに、政府も明治11年に規制に乗り出しました。

昭和3年6月に出された内務省令は注目に値します。

飲食物防腐剤・漂白剤取締規則（内務省令第二十二号、昭和三年六月十五日）第1条で「安息香酸、ホウ酸、亜硫酸、次亜硫酸、チモール　以下省略」は食品への使用が禁止されました。

## 一度死んだはずが蘇ったゾンビ添加物

ところが、これらのうち、**安息香酸、安息香酸ナトリウムは、現在も保存料として、しょう油、マーガリン、清涼飲料水、キャビアなどに使われています。**また、亜硫酸は、**亜硫酸それ自体のほかに亜硫酸塩として、次亜硫酸は次亜硫酸ナトリウムとして、煮豆、かんぴょう、甘納豆、サクランボ、そのほかの食品の漂白剤、酸化防止剤、保存料として現在も使われています。**

一度死んだはずが、その後復活したゾンビ添加物のハシリです。死んだままでよかったのに。

## 戦後禁止になった添加物の例

**●発がん性によって使用が禁止されたもの**

**食用色素赤色1号、食用色素赤色101号、食用紫1号、アカネ色素**

「食用」という言葉が虚しいですね。

**ズルチン（甘味料）、サイクラミン酸ナトリウム**（チクロという言葉で親しまれていた甘味料）

国民には甘くなかった。

**サッカリンナトリウム（甘味料）**

膀胱がんを発症するということで禁止になりましたが、その後、復活。ゾンビ添加物です。

**AF-2**

ニトロフラン系の殺菌剤、発がん性が強く疑われていたのに使用を続けていました。ニトロフラン系の殺菌剤は食品で禁止になった後も、ハマチの養殖や豚鶏のエサに配合して使われ続けました。

**コウジ酸**（保存料、菌が作る抗菌物質です）

美白化粧品には現在も使われています。

**●発がん性以外の理由で禁止されたもの**

**食用赤色4号、食用赤色5号、食用だいだい色1号、食用だいだい色2号**
**食用黄色1号、食用黄色2号、食用黄色3号、食用緑色1号、臭化油脂**

食用色素は禁止された例が多いですが、似たような色素が、現在も数多く使われています。**菓子職人やパティシエは合成着色料といわず、「色粉」といって気にすることなくジャンジャン使っています。**

高価で上品そうに見える和菓子もそうです。和菓子の色香に惑わされてはいけません。

## ●突然変異を起こす添加物が、さまざまな食品に使われていた

例えば、前述のＡＦ‐２の例で考えてみましょう。

ＡＦ‐２は、胃がんを引き起こすことが明らかになり、使用が禁止されました。ＡＦ‐２は大阪に本社がある会社が、九州大学薬学部（教授名はあえて伏せます。非常に温厚な先生でした）と共同開発した食品用殺菌剤です。**カマボコ、ちくわ、ハンペンなどの水産加工製品、ハム、ソーセージ、ベーコンなどの畜肉製品から豆腐に至るまで、数多くの食品に使われていました。ところが、突然変異を起こす作用（変異原性といいます）が非常に強いことが判明したのです。**

私は研究員をしていた当時、医薬品の研究開発にいち早く変異原性試験を取り入れました。非常に繊細さが要求される実験です。変異原性で陽性を示す物質は、医薬品候補から即排除しました。この会社はＡＦ‐２の変異原性が明らかになった後も食品用に販売を続けました。約２年後、国の研究機関で胃がんの原因になることが明らかになり、使用禁止になりました。**変異原性陽性のものは、発がん性、奇形児の誕生（催奇形性）が強く懸念されているのです。**

## ●売らんがためになんでもする添加物メーカー

ＡＦ‐２はそもそも、ボツリヌス菌に有効だと宣伝して売っていたのです。ＡＦ‐２を禁止すると、ボツリヌス菌食中毒が起こり危険だと。

しかし、**ＡＦ‐２が禁止されても、ボツリヌス菌食中毒は増えませんでした。**

売らんがためには、こうしてなんでもするという添加物屋の姿勢が如実に表われています。

消費者は勉強し、自分の身、自分の子供は自分で守るしかないのです。

ここで問題なのは、次の3点です。

**①変異原性が明らかになったのに、会社が販売を続けたこと**

**②使用禁止になった後、消費者に対する健康被害の調査が行われなかったこと**

**③ＡＦ‐２は赤い粉ですが、衣服に付着すると衣服が黄色に染まります。ＡＦ‐２により黄色に染まった作業着で毎日作業に従事していた工場労働者について、健康被害の調査がまったくなされていないこと**

当時の厚生省と会社は使用禁止で「ハイ、それまで～ヨ」と知らん顔。

2004年に発がん性で禁止となった「アカネ色素」も同じです。厚生省も会社も、消費者のことなどまったく頭にないのです。この傾向は厚生労働省になっても変わっていません。

### ●禁止ではなく使用自粛要請の添加物

話は変わりますが、お菓子などに使われている膨張剤（ベーキングパウダー、ふくらし粉）には、ミョウバンが使われている場合がありますが、**ミョウバンは生殖系、神経系に悪影響を与えます。**そこで、厚生労働省が取った措置は驚くべきものでした。**「お菓子には使用を自粛してほしい」というものです。使用禁止ではないのです。**

平成25年のことです。

ミョウバンは、ゆでダコ、なすの漬物、栗きんとん、きんぴらごぼうに至るまで使用されているのです。

当然、「禁止すべき」だと思いませんか。この例を見ても、厚労省の姿勢は以前となんら変わっていないことが明らかです。

**「人を刺してはいけません」**…禁止ですね。反すれば罰。
**「人を刺すのは自粛してください」**…自粛です。反しても処罰なし。
禁止と自粛はこのように違うのです。

**危険なミョウバンを避けるために――**
**買い物のときの注意点**

お菓子類、豚まん、ホットケーキミックス粉などで、「膨張剤」、「ベーキングパウダー」、「ふくらし粉」と書いてあるものは、絶対に買わないこと。ただし、「アルミフリー」とか「ミョウバン不使用」と書いてあるものなら大丈夫です。ミョウバンの悪影響は、特に子供に出やすいといわれています。
ミョウバンは肌のスプレーにも含まれている場合があります。

## どのような添加物があるか

前述したように添加物の種類、化合物数は膨大ですが、用途別に考えればさほど多くありません。

## 用途名と物質名が記載されている添加物の例

例えば、保存料（ソルビン酸）、着色料（食用赤色2号）のように記載されている添加物です。物質名が簡略名で記載されていることもあります。

（注）カリウムはK、ナトリウムはNa、カルシウムはCaと表示してもよい。

**◆用途名（物質名）**

**◆保存料**…ソルビン酸、ソルビン酸カリウム、ソルビン酸カルシウム、安息香酸、安息

香酸ナトリウム、プロピオン酸、プロピオン酸ナトリウム、プロピオン酸カルシウム、ポリリジンなど

表示例…**保存料（ポリリジン）**

◆**甘味料**…アスパルテーム、キシリトール、アセスルファムカリウム、サッカリン、スクラロース、ステビアなど

表示例…**甘味料（ステビア）**

◆**着色料**…カラメル、モナスカス、□△赤色○号、□△黄色○号など

表示例…**着色料（カラメル）**

※着色料と表示していない場合もある。次のように、「色」を表わす語を含んでいれば「着色料」という語は省いてもよいことになっている。

着色料（赤色2号）は着色料という語を省き、「赤2」でもよい。

着色料（カラメル）は着色料を省き、「カラメル色素」でもよい。

**◆酸化防止剤**…ＢＨＴ、ＢＨＡ、トコフェロール、エリソルビン酸、チャ抽出物など

表示例…**酸化防止剤（ＢＨＴ、ＢＨＡ）**

（注）ＢＨＴ…ブチルヒドロキシトルエン、ＢＨＡ…ブチルヒドロキシアニソール

表示例では、ＢＨＴとＢＨＡの両方が使われていることを表しています。それにしても、ＢＨＴ、ＢＨＡではさっぱりわかりません。ブチルヒドロキシトルエンと書かれてもなんのことかわかりませんが、「ヤバそう」だということは本能的にわかります。でも、それでは売れませんね。

※酸化防止剤自体が、空気中の酸素と結びつくことで食品の酸化を抑える。酸化防止剤の安全性は酸素と結びつく前のものでしか検証されていない。実際に私たちの口に入るのは、酸素と結びついた酸化防止剤。この状態での安全性については不明。

◆**発色剤**…亜硝酸ナトリウム、硝酸カリウム、硝酸ナトリウム

表示例…**発色剤（亜硝酸ナトリウム）**

※それ自体に色はなく、食品中の成分と化学反応することで色がつく。ハム、ソーセージ、ベーコンなど、畜肉製品に使用されている。

◆**防かび剤（防ばい剤）**…OPP、DP、イマザリルなど

表示例…**防かび剤（OPP）**

（注）OPP…オルトフェニルフェノール、DP…ジフェニル

※カビの繁殖を防ぐ働きをする。海外から輸入するオレンジ、バナナなどに使用されている。

◆**漂白剤**…亜硫酸ナトリウム、次亜塩素酸ナトリウム、メタ重亜硫酸カリウムなど

表示例…**漂白剤（亜硫酸ナトリウム）**

※食品の脱色、または変色した色の脱色をする。殺菌作用や酸化防止作用もある。漂白剤はビタミンを破壊するといわれている。使用していても、最終製品で除去されていれば、表示の必要はない。

**◆安定剤、糊料、増粘剤**…ＣＭＣ、ペクチン、グアーガム、キサンタンガムなど

表示例…**増粘剤（グアーガム）**

※粘りを出したり、ゼリー状にしたりする。安定剤、糊料、増粘剤、いずれの表示にするかはメーカーの判断による場合が多い。

## 用途名だけが記載されている添加物の例

物質名を書かなくてもよい添加物です。ですから、いくら表示を見ても、「乳化剤」が使われているんだということしかわかりません。

**●イーストフード**…塩化マグネシウム、リン酸2水素アンモニウム、炭酸カリウム、グルコン酸カリウムなど18種類。これらのうちいくつかを混ぜて使用する。

表示例…**イーストフード**

※イースト（酵母菌）の栄養となる物質。主にパン類などに使われている。

**●乳化剤**…ショ糖脂肪酸エステル、グリセリン脂肪酸エステル類、ソルビタン脂肪酸エステルなど。

表示例…**乳化剤**

※乳化、泡立て、品質改良のために使用。パン、お菓子など、あらゆる食品に使われている。ショ糖脂肪酸エステルには、多くの化合物がある。また、グリセリン脂肪酸エステルにも、ポリグリセリンエステル、ジアセチル酒石酸モノグリセリドなど多数あり。さらに、ポリグリセリンエステルにもさまざまなものがある。

●**かん水**…ピロリン酸4カリウム、メタリン酸ナトリウムなど、16種の化合物から何種類かを混ぜて、かん水とする。

表示例…**かん水**

※中華めんに使われている。小麦粉に混ぜることで、柔らかさや弾力性をもたせる。

●**苦味料**…カフェイン、ホップ抽出物、ニガキ抽出物など。

表示例…**苦味料**

※苦味を与えたり強めたりする。

**●酵素**

表示例…**酵素**

※物質を分解するために使われている。酵素は主に菌を増やして（培養して）製造されている。酵素を加えた後で加熱する工程があれば、表示する必要はない。大福もち、緑茶飲料など多くの食品に使われている。透明な緑茶飲料には、濁りを除去するためによく使われているが、使用後加熱するので表示はされていない。

**●香料**

表示例…**香料**

※香りをつけたり増強したりする。前述のように、合成化合物だけで３０００以上ある。お菓子から野菜ジュースに至るまで使われている。野菜ジュースに香料を

加えるとおいしくなる。「色香」で惑わされてはいけない。

●**酸味料**…リン酸塩、クエン酸など
表示例…**酸味料**
※酸味（すっぱさ）を付与し、増強する。

●**軟化剤**
表示例…**軟化剤**
※チューインガムをやわらかく保つ。

●**調味料**…グルタミン酸ナトリウムなどのアミノ酸、リボタイド類、コハク酸類など
表示例…**調味料（アミノ酸等）**

※味つけに使われる。

●**凝固剤**…苦汁《にがり》、塩化マグネシウム、グルコノデルタラクトンなど

表示例…**凝固剤**

※豆腐をつくる際、豆乳を固めるために使われる。

●**ｐＨ調整剤**…炭酸塩類、リン酸塩類など

表示例…**ｐＨ調整剤**

（注）ｐＨ（英語でピーエッチ、ドイツ語でペーハーと読みます。どちらでもよい）ｐＨ7が中性、7より数字が小さくなると酸性が強くなり，7より大きくなるとアルカリ性が強くなります。一般に食品は酸性のものが多い。

※食品のｐＨを調節する。食品の日持ちをよくするためのｐＨ調整剤もある。

**●膨張剤**…ベーキングパウダー、ふくらし粉

表示例…**膨張剤**

※お菓子や豚まんなどの製造に使われている。加熱することで炭酸ガスが発生し、膨張する働きをする。とても有害なアルミニウム化合物である、ミョウバンが併用されている場合がある。最近、豚まんなどの蒸しまんじゅうでは、膨張剤の代わりにイースト（酵母菌）を使用し、膨張剤不使用のものも出回っている。冷凍食品に使われることが多い。

**●光沢剤**…パラフィンなど

表示例…**光沢剤**

※錠剤状の菓子類に光沢を施したり、炒ったコーヒー豆の香りを逃がさないようにするために、表面のコーティングを行う。原料となるのは、カイガラ虫から取ったワックスや原油から作られるパラフィンまでさまざま。

（注）調味料は調味料（アミノ酸）、調味料（アミノ酸等）と表示される。「等」はなにを意味しているのかは不明です。

これらの添加物は、「イーストフード」、「乳化剤」…「光沢剤」とだけ表示すればよいのです。ですから、具体的にいかなる物質が添加されているのかはまったくわからないのです。食品の表示は消費者への重要な情報開示のはずが、この視点がまったく欠落しているのです。しかも故意に！

## 物質名だけが記載されている添加物の例

●**エタノール**…酒精ともいわれる。お酒のアルコールのことをいう
●**塩化第二鉄**…栄養強化のために使うのであれば、表示しなくてよい
●**カゼインNa**…アイスクリーム、めん類などの加工時に使われる
●**シリコン樹脂**…消泡剤（液体に泡ができないようにする）のこと

そのほかにもありますが、日常的に目にするものはさほど多くありません。大半の添加物は「用途名と物質名」と「用途名だけ」が記載されたものです。

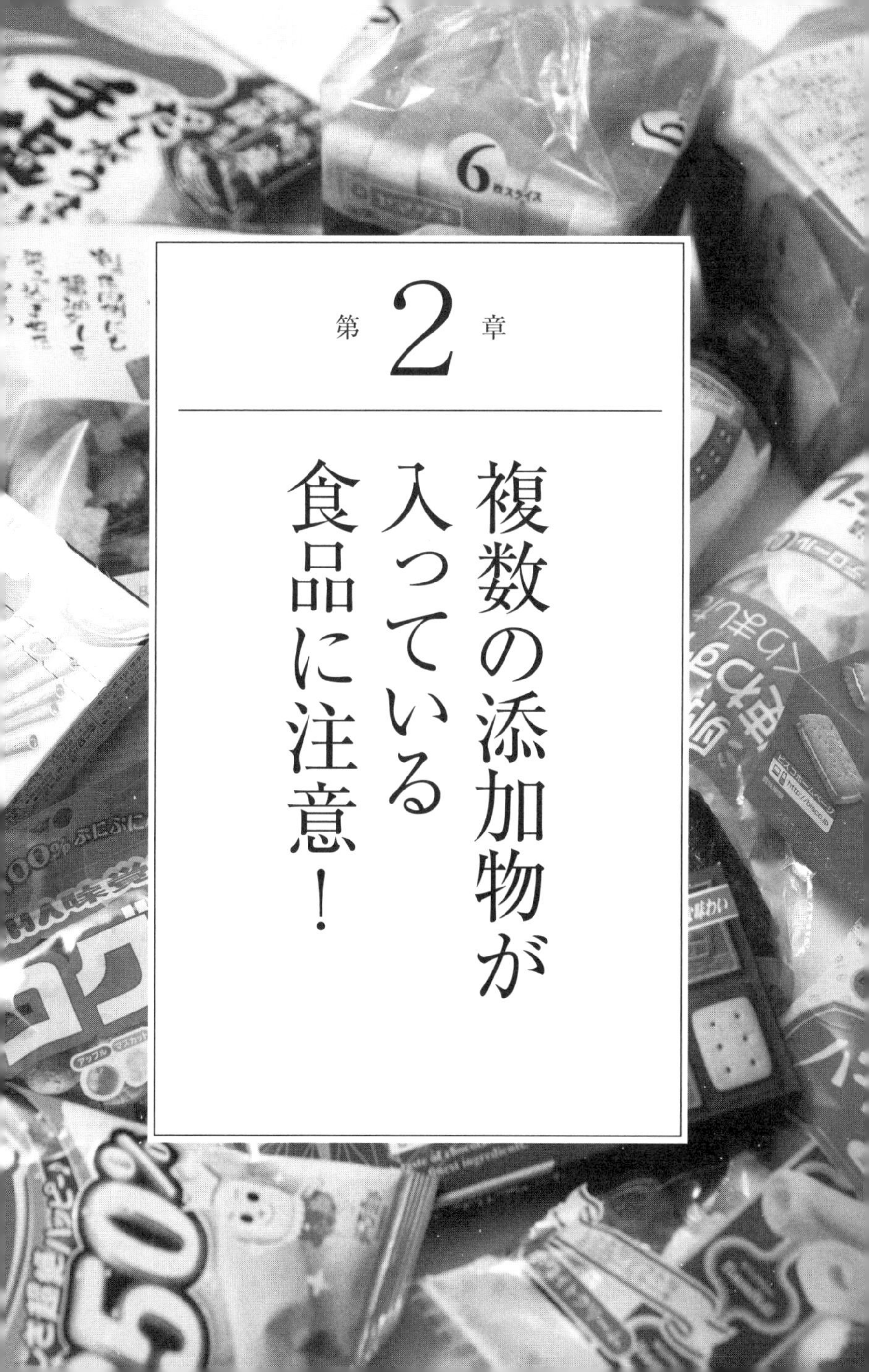

# 第2章

# 複数の添加物が入っている食品に注意！

スーパーやコンビニ、駅の売店で弁当を買うとき、どのような具材が入っているのか、おいしそうか、値段はどれくらいか、といった要素ばかり見ていませんか。

それも結構ですが、買う前には必ず原材料表示を確認する習慣をつけましょう。弁当の場合、原材料表示が裏面にあることが多いため、見るのに苦労すると思いますが。

この章では日ごろからよく購入するいくつかの食品について、実例を挙げて説明いたします。

# 銀鮭の塩焼き弁当

弁当は多くの人が毎日のように食べるものです。それだけに注意が必要です。

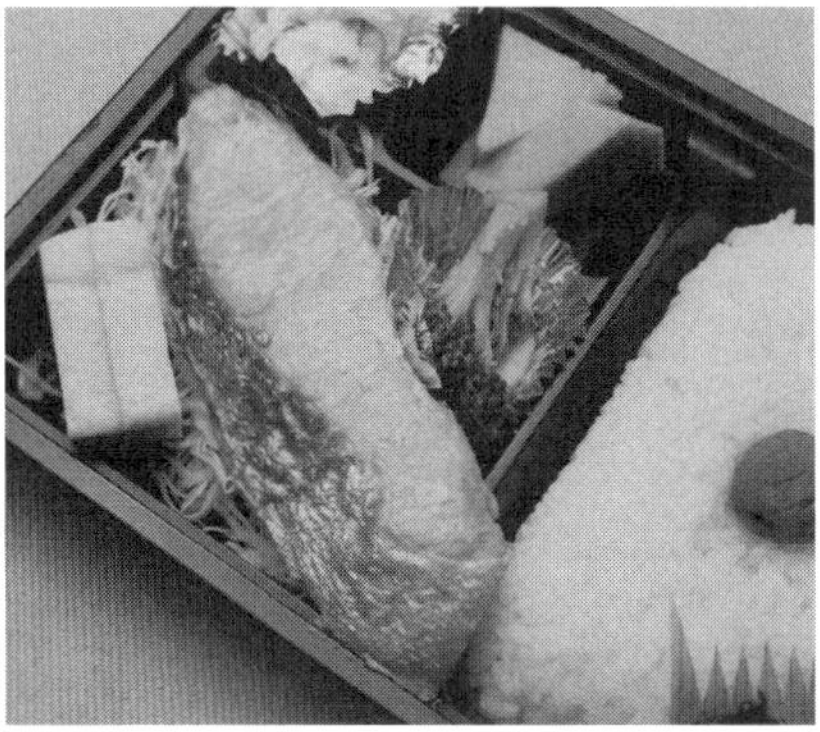

| 名　称 | |
|---|---|
| 原材料名 | 白飯（国産米）、養殖銀鮭（チリ産）、唐揚げ、煮物（里芋、椎茸、人参、蒸し南瓜、スナップエンドウ）、玉子焼き、金平ごぼう、キャベツ、梅干し、醤油小袋、しば漬け、黒ゴマ／酸化防止剤（ビタミンC、チャ抽出物）、pH調整剤、リン酸塩（Na）、キシロース、調味料（アミノ酸等）、膨張剤、加工澱粉、酸味料、ソルビット、グリシン、増粘剤（加工澱粉）、ビタミンB1、甘味料（ステビア）、着色料（赤ダイコン、赤106）、保存料（ソルビン酸K）、香料 |

※下線部分が添加物です。

**食材より添加物のほうが多い！**　これでは「銀鮭の塩焼き弁当」というより、「添加物風味の銀鮭弁当」ですね。でも、この弁当だけが特に添加物が多いという訳ではありません。例えば新幹線に乗るようなとき、大急ぎで買った駅弁の裏側にある原材料表示を、乗ってから確認してください。読むのが面倒なほど、細かい文字でビッシリ書かれているはずです。これらすべての添加物について説明するには、膨大な時間がかかります。ですので、誤解しやすい一部についてだけ説明いたします。残りに関してはほかのところでご説明します。

**ビタミンC**

**合成品です。**栄養や食品関係の本には、ビタミンCは水溶性ビタミンだと書かれていますが、誤りです！　確かに、レモンなど天然のビタミンCは水溶性ですが、添加物としてのビタミンCは水溶性だけでなく、脂溶性のものもあるのです。

**チャ抽出物**

**お茶の成分だから大丈夫！　ではないのです。**普通、お茶は熱湯で出すので、お湯抽出物です。ところが、チャ抽出物は、緑茶や炒り茶、ウーロン茶からアルコールなどの溶剤で抽出したものです。抽出される成分がお湯の場合とは異なるのです。

緑茶抽出物であるカテキンは、変異原性陽性であり、動物細胞の染色体異常を起こします（内閣府食品安全委員会の資料。府食第681号、平成16年6月）。ヨーロッパでは、緑茶カテキンは肝臓病を起こすので販売が禁止されています。もちろん、普通に飲むお茶に関しては問題はありません。

（注）変異原性陽性、染色体異常を起こすものは、発がん性、奇形児の誕生（催奇形性）が強く懸念されます。前述のＡＦ‐２は、変異原性、染色体異常が陽性で、のちに動物実験で発がん性（胃がん）が立証されました。

**加工澱粉（加工デンプン）**

**立派な合成化合物です。**加工澱粉の「加工」とは、ジャガイモや米をすり潰すという生やさしい「加工」ではありません。天然のさまざまなでん粉にいろんな化学薬品を混ぜ、化学反応させて作られたものです。れっきとした合成化合物なのです。ですから、「加工澱粉」と称するのは、「偽称」です。消費者に対する「目くらまし」表示です。私は「合成デンプン」と呼ぶように提案しています。

加工澱粉の例

①ヒドロキシプロピル化リン酸架橋デンプン、②オクテニルコハク酸デンプンナトリウムなど、12種類あります。決して名前を覚えようとしないでください。頭痛薬を飲むハメになります。

①についてだけでも、ジャガイモデンプンの場合、小麦デンプンの場合……とたくさんあります。どのような加工澱粉であっても、「加工澱粉」もしくは「加工デンプン」、「加工でん粉」とだけ表示しておけばよいのです。

## グリシン

ひょっとしたら、**食べたら数時間以内に死にます！** それぐらい危険極まりない添加物です。グリシンは肉、魚、豆腐、牛乳、卵などのたんぱく質に含まれているアミノ酸です。私たちの体のたんぱく質に含まれているアミノ酸でもあります。テレビCMや新聞広告で「グリナ」という商品を寝る前に飲むと、安眠できて目覚めたとき爽快感が……という宣伝がされています。「グリナ」とは、グリシンのことです。

食品にグリシンを2・5〜3％添加すると、微生物の繁殖が抑制されるのです。グリシンは3gほど服用すると、気持ちよく眠れるそうです。そのように宣伝しています。弁当の場合、ご飯に添加していると思われますが、弁当のご飯は100g以上あるので、グリシンは3g程度体に入ります。ちなみに、おにぎりやサンドイッチにも入っています。おにぎり1個は80～120gです。

さて、**グリシンに関して私が最も恐れているのは、居眠り運転です。**おなかが膨れただけでも眠たくなる、そのうえ、グリシンが効いてきたらどうなるでしょう。気持ちよく眠り、天国へ！　決して爽快感を味わうどころではありません。深夜、高速バスの運転手さんがドライブインでグリシン入りの弁当やおにぎり、サンドイッチを食べたら……これ以上はとても考えたくありません。一般の人でも同じです。

肉などを食べた場合、添加物のグリシンと違って胃袋に貯蔵され、ゆっくり消化されながらグリシンを生成します。ですから、問題はないのです。

## ビタミン$B_1$

**ビタミン$B_1$が入っているから、ラッキーと勘違いしてはいけません。**添加物がてんこ盛りのこの弁当、消費者の健康を配慮して作られている訳がないでしょう。この$B_1$

**は「$B_1$ラウリル硫酸塩」という合成化学物質で、自然には存在しない代物です。**この$B_1$は微生物の増殖を抑制する作用がありますから、保存料として使用されているのです。この場合、「保存料」と表記しなくてもよいのです。天然の$B_1$には、こうした効能はありません。

【一口メモ】

天然のビタミン$B_1$はエネルギーを作るのに必要なビタミンであり、また、正常な発育や神経を正常に保つのに必要です。不足すると脚気、知覚麻痺、神経炎を起こすのです。主に酵母、豚肉、玄米などに含まれています。

この銀鮭の塩焼き弁当には、とてもたくさんの添加物が使われています。ほかの添加物に関しては割愛しますが、弁当を買うときは、面倒でも原材料表示をよく見てください。**今どきの弁当の大半は、添加物だらけだと思って間違いありません。どうしても買うことになった場合、なるべく添加物が少ないものにしましょう。**

## ☞市販の弁当は添加物から逃れられない

# 直巻きおむすび

## チキン南蛮

おにぎりは手軽なので、とても便利な食品です。毎日食べている人も多いと思います。だからこそ、安心できるものを選ぶべきです。特に、添加物には一層の注意が必要です。

なぜなら、スーパーやコンビニで売られているおにぎりには、死に直結する添加物が普通に使用されているからです。

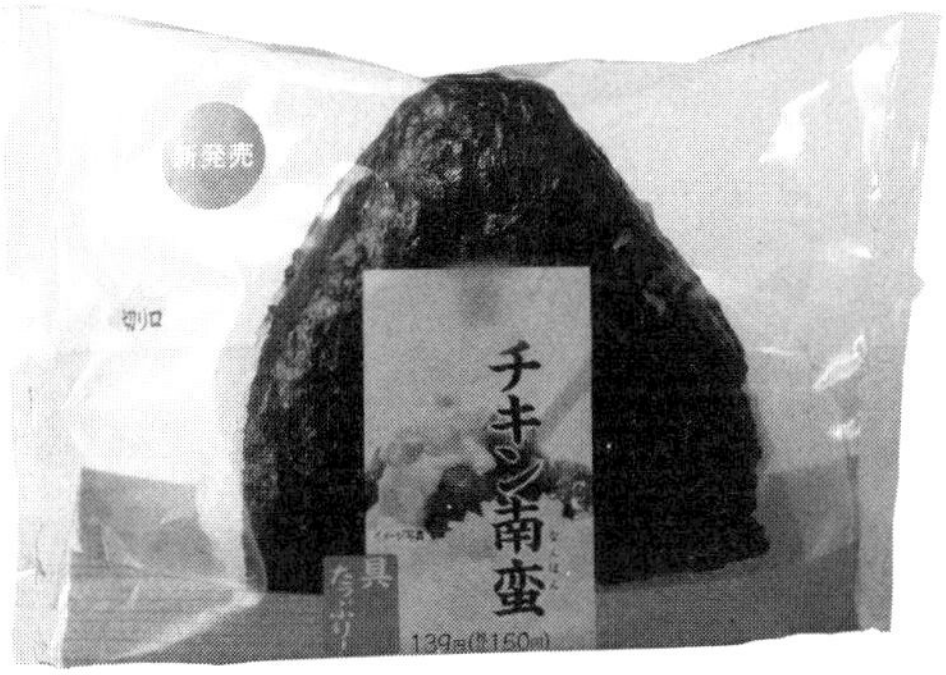


| | |
|---|---|
| 名　　称 | おにぎり |
| 原材料名 | 塩飯（国産米使用）、鶏唐揚げ甘酢タレ和え、ケチャップ入りタルタルソース（マヨネーズ、ゆで卵、玉葱、ピクルス、その他）、海苔／増粘剤（加工澱粉、増粘多糖類）、ｐＨ調整剤、調味料（アミノ酸等）、カラメル色素、グリシン、膨張剤、酸味料、香辛料抽出物、乳酸Ｃａ |

※下線部分が添加物です。ただし、鶏唐揚げ、甘酢タレ、タルタルソースや海苔に使用されている添加物は不明です。表示しなくてもいいからです。

原材料の種類として、やはり添加物のほうが多いですね。これは典型的な〝添加物おにぎり〟です。添加物たっぷりと書くべきでしょう。そんなことを記載したら、確実に売れないでしょうが。

このおにぎりを食べると死ぬかもしれません。おにぎりで死なないでください。原材料表示を見れば、すぐにわかることですから。

個々の添加物については、次の4種類について説明します。

## ｐＨ調整剤

食品には、味やそのほかの面で適したｐＨがあります。食品に適したｐＨを保つために使用される添加物ですが、微生物の繁殖を抑制し、保存性を高める性質も持ち合わせているのです。ｐＨ調整剤として、氷酢酸、酢酸ナトリウム、ピロリン酸２水素ナトリウムなど34の化合物が法令で認められています。これら34の化合物から数種類を混ぜてｐＨ調整剤が作られているのです。何種類混ぜても、「ｐＨ調整剤」とだけ表示すればいいことになっています。**この添加物だけで、数種類の化学物質が体に取り込まれることになるのです。**

## 加工澱粉

でん粉にさまざまな化学薬品を混ぜて作った合成添加物。色々な加工澱粉がありますが、どのような加工澱粉であっても加工澱粉とだけ表示すればよいのです。

## 増粘多糖類

2種類以上の天然由来の多糖類を使用した場合、この表示でよいことになっています。どのような多糖類かなどは、「消費者ごときが知らなくてもよい」と考えているのでしょう。

これらは食品に粘りを出すために使われています。

## カラメル色素

着色料です。**発がん性物質を含むことも！**　お菓子のキャラメルではありませんので、誤解なきように。色々な糖類を加熱して作ります。薬品を加えて加熱して作るものもあります。どのような物質が含まれているかは不明です。なんとも不気味な添加物です。発がん性が認められているイミダゾールという物質が含まれている場合があります。イミダゾールの量は法令で規制されています。厳格に守られていることを願うばかりです。

プリンの上にかけられている茶色のソースはカラメル色素です。おにぎりを買うときは原材料表示をしっかり見てください。死なないために、健康のために。

## おにぎりを食べて事故死なんてこともありうる！

# 食パン　スイートブレッド

食パンは小麦粉、砂糖などの食品素材と、添加物で製造されている典型的な添加物食品です。しかも、食パンは主食なので、私たちは毎日同じ食パンをかなりの量を食べていることになります。そして、添加物以外にも、寿命を縮めるものが入っているのです。

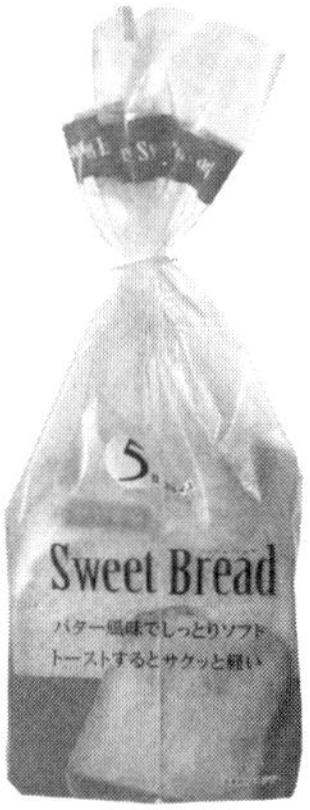


| 名　　称 | 食パン |
|---|---|
| 原材料名 | 小麦粉、糖類、マーガリン、パン酵母、食塩、発酵種、バター、脱脂粉乳／乳化剤、イーストフード、香料、V・C、酸化防止剤（V.E）、カロテノイド色素 |

※下線部分が添加物です。
添加物は6種類ですが、添加物として使用されている化学物質はさていくつ？

## 乳化剤

乳化剤とは本来、水と油脂を混ぜるための添加物です。食パンは時間がたつと食感が悪くなります。これを老化といいます。老化は冷蔵庫に入れておくと促進されます。どうやら、食パンの老化防止に乳化剤が使われているようです。パンによく使われているグリセリンエステルという乳化剤は、さまざまな化学物質の混合物です。ですから、このような乳化剤を使用している食パンを食べるだけで、色々な化学物質を体に取り込むことになります。添加量の規制もありません。

また、乳化剤には不純物がいくらまでなら入っていても許されるという法的規制がありません。つまり、いくらでも不純物が含まれてもよいのです。私はこのような添加物を「汚い添加物」と呼んでいます。

## イーストフード

イースト（Yeast）とは酵母菌のことです。ちなみに、日本酒、ワイン、ビール、パンを作るのに使われる酵母菌と同じものです。イーストフードとは、酵母がよく増殖するためのエサのことです。**イーストフードとして使用が認められているのは、38ページでお話ししたようにリン酸２水素アンモニウムなど、18種類の化合物です。**これらの中から何種類かを組み合わせて、イーストフードを作ります。

イーストフードは、食パン以外のパンにも使われています。イーストフードが使われていないパンはたくさんあります。町のパン屋さんのような小さいパン屋さんは使っていないところが多いと思います。小規模生産ではイーストフードを使う必要がないのです。ただ町のパン屋さんは原材料表示をしていないところが多いので、そもそも、どのような添加物が使われているのか不明な場合があります。

## V・C

ビタミンCのことです。合成添加物です。パン生地の改良のために使われています。**これに関してはさほど気にすることはありません。**

## マーガリン

**添加物ではありません。しかし、この食パンの原材料の中で最も危険です。**

菜種油などの液体の油に水素を結合させると、固体になります。これを水素添加油脂とか、硬化油脂といいます。水素添加といっても水素を化学的に結合させるので、立派な合成添加物ですが、法令では食品素材ということになっています。マーガリンは、水素添加油脂にさまざまな材料を混ぜてつくられています。水素添加油脂には、悪玉コレステロールを増すことで心筋梗塞を発症させる極めて危険な「トランス脂肪酸」がたくさん含まれています。私は「トランス死亡酸」と呼んでいます。

トランス脂肪酸は規制されている国がたくさんあるのに、わが国では野放しになっています！　まさに「法治国家」ではなく「放置国家」です。

## カロテン色素（カロテノイド色素）

カロテン色素には、さまざまなカロテン系物質が含まれている可能性があります。この食パンに使われているのは、おそらく合成のカロテンだと思います。もしそうであれば、合成着色料ということになります。普通は着色料（カロテノイド色素）という表示が必要ですが、「色」を表す語があれば、着色料という表示は必要ないのです。

## 香料

この香料には、数多くの合成化合物が含まれています。何種類かの合成化学物質を混ぜて香料を作ります。これは化粧品でも同じです。

私が関係している食品会社が使用している香料について、どのような物質が混ぜられているのかメーカーに問い合わせましたが、「企業秘密」といって教えてもらえませんでした。香料は添加物です。どのような化学物質が混ぜられているのかを公開するのは当然です。厚労省の強力な指導がなされることを期待します。

香料は伏魔殿です。食パンに香料は必要ないでしょう。イーストによる発酵でよい香りがする訳ですから。

結局、この食パンの添加物はいくつあるか。答えは解答不能です！

イーストフードだけでも、数種類。乳化剤、香料に至ってはそれぞれに何種類の化合物が含まれているのかわかりません。**ただ添加物がいっぱい入っていることだけは間違いありません。**こんなに多くの添加物を毎日体に取り込んでいて大丈夫でしょうか？

## 市販の食パンには、多種多様な添加物が含まれている

## 本醸造 減塩しょうゆ

しょう油はほぼ毎日使われているといっても過言ではない、日本人に不可欠な調味食品です。しかし、これにも罠が仕掛けられています。「本醸造」にダマされるな！ ただ最近、しょう油、みそは添加物の使用がひかえられています。これはいい傾向です。

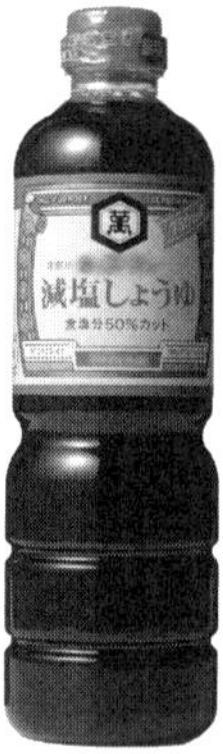


| 名　　称 | こいくちしょうゆ（本醸造） |
|---|---|
| 原材料名 | 小麦、脱脂加工大豆（遺伝子組換えでない）、食塩、大豆（遺伝子組換えでない）／アルコール、酸味料、ビタミン$B_1$ |

※下線部分が添加物です。

### アルコール

保存料として使われていますが、お酒のアルコールと同じなので**心配はありません。**

### 酸味料

おそらく、しょう油のｐＨを少し下げるために使われているのでしょう。法令上酸味料として使用できるのはアジピン酸、リン酸、ＤＬリンゴ酸、ＤＬ酒石酸など24種類です。リンゴ酸、酒石酸（ブドウ、ブドウ酒に含まれています）は自然界に存在しますが、ＤＬリンゴ酸、ＤＬ酒石酸は合成で製造されています。**ＤＬと書いてある場合、天然型でないものが約50％含まれているのです。**

### ビタミン$B_1$

天然のものではなく、ビタミン$B_1$ラウリル硫酸塩です。保存料として使われています。「本醸造」と書いてあると、添加物など使用していない発酵（醸造）だけで製造されたものだと勘違いされると思います。いかにも「本物」と感じさせますよね。ところが、しょう油の場合、**添加物を使用していても、「本醸造」と名乗ってもかまわないのです。**

## 本醸造だから体にいいわけではない

# マヨドレ　コレステロール0ゼロ

新鮮な野菜は食卓に彩りを与え、カリウム、カルシウム、カロテン、ビタミンC、食物繊維、体の中の活性酸素を消す作用があるポリフェノール類を含んでいます。生野菜で食べると、栄養成分の損失が少ないのです。

マヨネーズはドレッシングとともに、新鮮な野菜を食べるのに欠かせないという人も多いと思います。

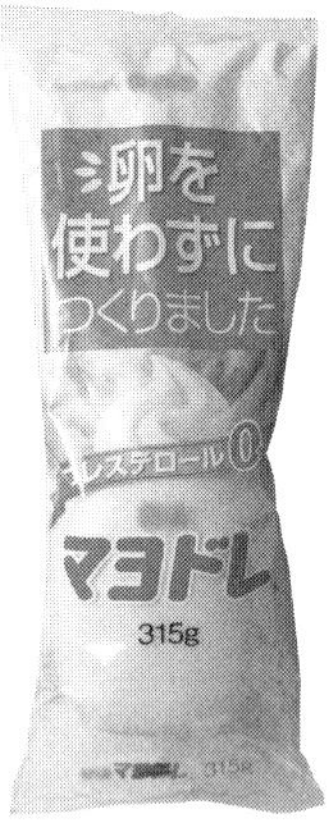


それだけに、添加物には格別の注意を払いましょう。マヨネーズと名乗るには、食品表示基準で全卵、もしくは卵黄の使用が条件となっています。しかし、卵黄にはたくさんのコレステロールが含まれています。この商品はコレステロールゼロが売りです。そのため、全卵、卵黄を使用していません。ですから、「マヨネーズ」と名乗れないのです。なので、これはマヨネーズではなく、マヨネーズ風ドレッシング（マヨネーズタイプ調味料）です。見た目にはマヨネーズとまったく区別ができません。

| | |
|---|---|
| 名　称 | 半固体状ドレッシング |
| 原材料名 | 食用植物油脂（国内製造）、醸造酢、還元水飴、食塩、濃縮洋梨果汁、濃縮にんじん汁、野菜エキス、酵母エキス／加工でん粉、増粘剤（キサンタンガム）、調味料（アミノ酸）、カロテン色素、香辛料 |

※下線部分が添加物です。

**増粘剤（キサンタンガム）**

これは粘りを出すために使われています。細菌を増やして（培養して）製造されています。細菌といっても、納豆菌や乳酸菌ではありません。培養で生成される色々な物質が不純物として混ざっています。この不純物は法令で１・５％までなら窒素が含まれてもいいことになっていますが、この窒素の量はたんぱく質だと約９％に相当するのです。

アレルギーの心配は？？

**調味料（アミノ酸）**

具体的なアミノ酸名は書かなくてもよいのです。常識的には、グルタミン酸ナトリウムです。これはうま味をつけるために使われています。

**カロテン色素**

**名前に惑わされてはなりません。ニンジンに含まれているカロテンとは無関係です。これは立派な合成着色料なのです。**卵を使用しないマヨネーズ風ドレッシングには、合成添加物を使用していないものもあります。コレステロールゼロの意図が消費者の健康を考えてであるならば、せめて合成添加物の使用は止めていただきたいものです。

## ☞マヨネーズもどきには添加物がたっぷり含まれている

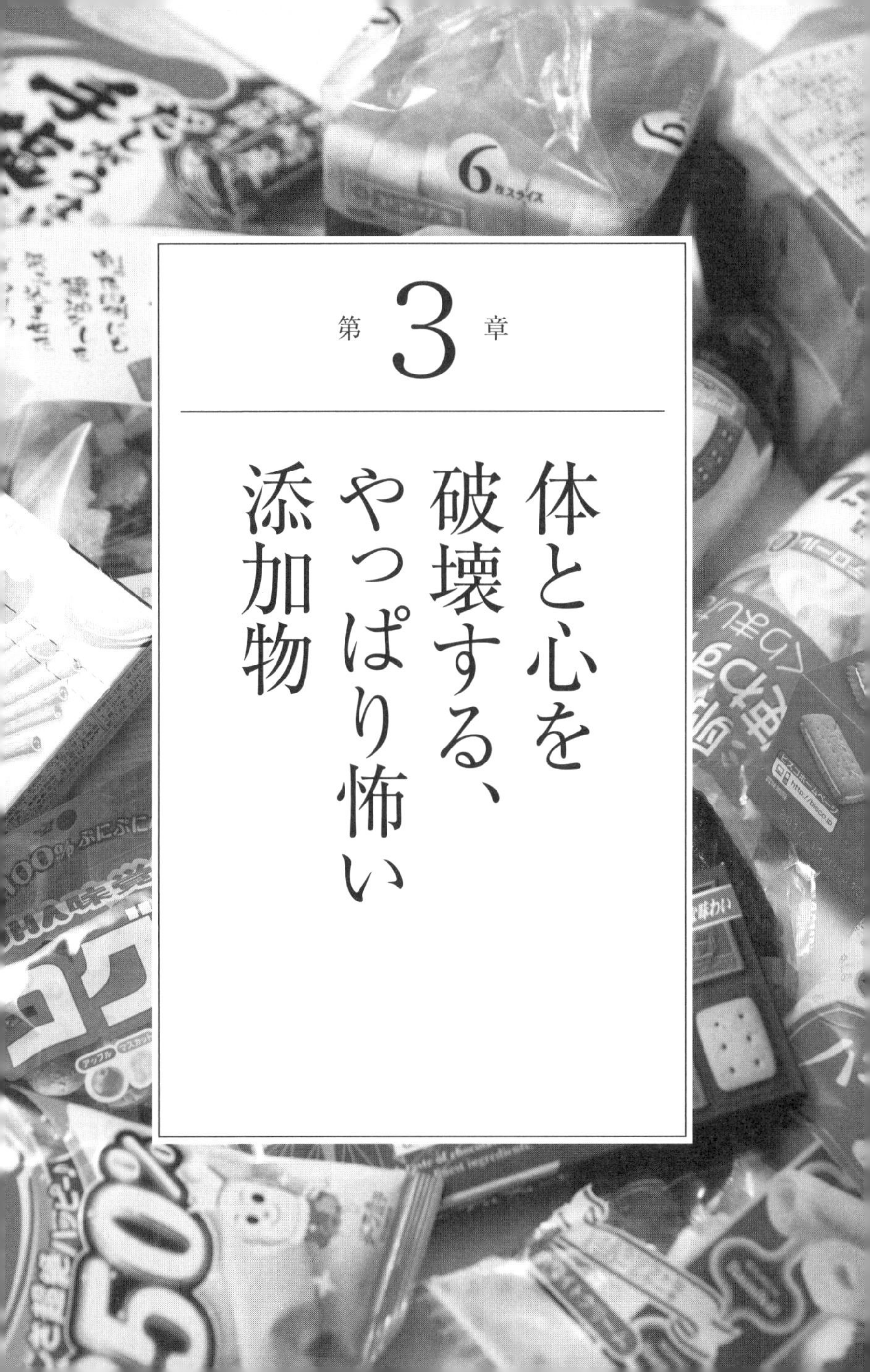


# 第3章

# 体と心を破壊する、やっぱり怖い添加物

# 添加物が体に悪いこれだけの理由　その1

**①添加物の安全性試験は、人以外で実施されたものである**

大学の授業で使われている食品関係の本には、添加物はすべて厳格な安全性試験が行われ、厚生労働省が使用を認めたものばかりだと書かれています。

その安全性試験とは、ラット（白ネズミ）などの動物実験で得られたもので、人での実験はされていません。ラットが食べて安全な量の１００分の1を、人が1日に食べても安全な量（1日摂取許容量　ＡＤＩ　Acceptable Daily Intake）に決めているから、安全性は十分確保されているとも書かれています。

厚労省、農水省、食品業界もこの見解を堅持しています。私たちは、このことを信じてもいいのでしょうか。実は、**添加物の安全性はまったく証明されていないといってもいいのです。**

そもそも、ラットと人では、体、内臓のつくりや生理機能が大きく異なります。

これは、自転車で実施した安全性試験のデータをもとに、旅客機の安全性を決定するようなものです。

医薬品の場合、動物実験の後、人で有効性、副作用（安全性）の試験を行います。いわゆる臨床試験です。

添加物の場合、人での実験を行わないのがそもそも問題ではないでしょうか。

なぜなら、ＡＦ-２、アカネ色素といった添加物のように、安全だとお墨つきをもらっていたものに発がん性があることがわかり、使用禁止になったケースもある訳ですから。人の口に入る添加物の安全性をラットで確かめても、人での試験を行わなければ、安全だとはいえません。

### ②複数の添加物を摂取したらどうなるかが検証されていない

例えば、食パンには、イーストフード、加工デンプン、そのほか、たくさんの添加物が使われています。イーストフードだけでも、何種類もの添加物が含まれています。さまざまな添加物を同時に、しかも長期間食べ続けてほんとうに大丈夫なのでしょうか。この点に関しては、動物実験すらされていません。

高血圧の際に服用するある降圧剤は、グレープフルーツを食べることで血圧降下作用が増強され、危険を招くことがわかっています。この降圧剤が処方されるとき、このことを医師からは注意を受け、さらに薬の説明書にも書かれています。

でも、**複数の添加物の摂取に関してはまったく無頓着なのです。**これではとてもじゃないですが、安心できません。

**③添加物に含まれている不純物の問題**

不純物とは、添加物に含まれているゴミです。ゴミといっても化学物質です。

例えば、甘味料であるサッカリンを作る場合、さまざまな化学薬品を混ぜて、反応釜の中で化学反応を行います。釜の中には、いろいろな物質が存在しています。この中から、サッカリンをとり出す訳です。取り出された粉末にサッカリンだけが含まれていれば、純度は１００％です。サッカリン以外の物資（不純物）が、15％含まれていれば純度は85％になります。

不純物についての法令上の規制値の一例は、次のとおりです。

**合成着色料…15％以下**

**カラメル色素…規制値なし**
**乳化剤…規制値なし**
**加工デンプン…規制値なし**

規制値なしとは、いくら不純物が含まれていてもよいということです。不純物である化学物質は、添加物ごとに異なります。不純物については、ラットでの安全性試験すら実施されていません。**私はこれらを「汚い添加物」と呼んでいます。**

添加物が含まれている食品を食べると、添加物のゴミたる不純物も知らないうちに食べさせられていることになるのです。これは非常に怖いことです。

このように、添加物の本当の怖さとは、運転中にいつ車輪が外れるか、いつガソリンが爆発するかわからない車に乗っているようなものです。

## 添加物が体に悪いこれだけの理由　その2

講演会でよく質問されるのが、摂取した添加物が人間の体の中でどう悪さをするかについてです。

前にお話ししましたが、添加物の怖さというのは、人における安全性についてなにもわかっていないところにあります。つまり、**人にどういう危険を及ぼすのかがわかっていないのです。**

しかし、なかにはわかっている事実もあります。そのすべてについては書ききれないので、ここでは、日常的に口に入れる機会の多い添加物についてお話しします。

## 体に悪さをすることがわかっている主な添加物

### ●調味料(アミノ酸)、調味料(アミノ酸等)

このアミノ酸はほとんどの場合、グルタミン酸ナトリウムです。グルタミン酸ナトリウムは焼く、揚げるなど高温加熱すると、Glu‐P‐1という物質に変化します。この物質は、**ラットでの実験で肝臓がん、大腸がん、脳腫瘍を引き起こすことがわかっています。**これは、食品衛生の教科書にも書かれていることです。

## ●グリシン

これはすでにお話ししていますが、おにぎり、弁当、サンドイッチなどに使われていて、**強烈な催眠作用を引き起こします。**運転前、運転中に食べると、居眠り運転で死亡する可能性がある、でしたね。

## ●リン酸塩

リン酸は普通の食事でもじゅうぶん摂取されるものです。ですから、添加物でさらに摂取すると、過剰摂取になります。**リン酸塩を過剰摂取すると、子供から大人まで骨がもろくなります。骨粗鬆症の原因になるので、お年寄りは特に注意してください。**

さらに、リン酸塩の過剰摂取はマグネシウムの吸収を抑制します。その結果、神経過敏、抑うつ、集中力低下を招きます。恐ろしいことに、虚血性心疾患（心筋梗塞）を引き起こし、死を招くケースもあるのです。このことは、栄養学の教科書にも書いてあることです。

食品パッケージの原材料表示には、リン酸塩と書いてある場合もありますが、ほとんどの場合が、**イーストフード、調味料、ｐＨ調整剤、膨張剤、かん水、乳化剤とし**

**か書かれておらず、**リン酸塩であることがわからない場合があります。これらの表示があったら、要注意です。目を皿にして原材料表示を確かめてください。

## ●ミョウバン

ミョウバンは、アルミニウム化合物です。このアルミニウムが危険なのです。**ミョウバンは、神経、生殖に悪影響を及ぼします。**お菓子については、平成25年6月21日に厚労省が使用自粛要請の通達を出しています。しかし、禁止ではありません。あくまでも、自粛要請です。ですから、未だに使われているお菓子が存在している可能性が高いのです。

ミョウバンは、ミックス粉やお菓子類、フライ製品、てんぷら、豚まん、揚げ物などの膨張剤（ベーキングパウダー、ふくらし粉）に含まれています。

なすの漬物、ゆでダコなどに使われている場合、ミョウバンと書いてあるのでわかりやすいと思います。このほかにも、品質をよく見せるために、イカ、豆、魚、ゴボウ、レンコン、イモなどにも使用されています。デパ地下、スーパー、コンビニなどの惣菜には、表示しなくてもよい場合があります。そうなると、当然のことながらさっぱりわからなくなるのです。ただし、「アルミフリー」と書かれていれば、アルミニウムは含まれていません。

### ●甘草抽出物

甘草抽出物は塩分が多い食品、例えば、漬物、珍味食品、しょう油、みそなどに使用すると、塩辛さを和らげる効果があります。甘草抽出物は、医薬品にも使用されています。**腎機能に問題がある人がこれを摂取すると、高血圧、不整脈を引き起こしやすいといわれているのです。**ほかに懸念されるのは、塩辛さが和らぐことで塩分をとりすぎてしまうことでしょう。

### ●カラメル色素

糖が含まれている液体に、亜硫酸塩、酸、アンモニウム化合物、アルカリなどを加えたものを加熱し作られたものです。使用する糖も純度が低いものも少なくなく、コールタール状のものが多いといわれています。そのため、いかなる物資が含まれているのかは不明です。発がん性のあるメチルイミダゾールが含まれている場合もあります。つまり、**成分がわからない得体の知れない物質の集合体ということになるのです。**

**●食用色素**

そのものずばり、合成着色料です。「食用」とわざわざいわなければならないのが悲しいですね。開発と禁止の悲しい歴史をたどった添加物です。

**・青色2号…発がん性が問題になり、禁止している国もあります。**
**・赤色2号…発がん性が問題となり、アメリカで禁止となったいきさつがあります。**
**・黄色4号、赤色102号…ラットの結腸のDNAを傷つけます。遺伝毒性が認められたのです。**

合成着色料は、法令上15%まで不純物が混在していてもいいことになっています。もちろん不純物の安全性については皆目、見当がつきません。

**●防ばい剤**

日本では添加物として認められていませんでしたが、アメリカが自国のレモン、オレンジなどの農産物を日本に輸出するために強引に認めさせた添加物です。

・**イマザリル**

**極めて毒性が強く、甲状腺がん、肝臓がんの発生が認められています。**がんはイマザリルに含まれている不純物のせいだともいわれています。これを摂取したラットで胎児数の減少、胎児重量の減少なども報告されています。

輸入物のレモン、オレンジ、バナナなどに使用されています。

・**チアベンダゾール**

復帰突然変性試験、並びに染色体異常試験で陽性になっています。遺伝毒性が認められていて、**発がん性、胎児の奇形などの恐れがあります。**ウサギで肺の形の異常、足の骨格異常なども報告されているのです。（２０１４年内閣府の食品安全委員会、農薬・添加物評価書案より）

＊防ばい剤は通常、２種類混ぜて使用されます。

## ●複数の添加物が体に入ってきたら、どうなるのか?

ほかにも、体に悪さをすることがわかっている添加物はたくさんありますが、とても書ききれません。

添加物の安全性は、個々についてしか研究されていないのです（動物実験のみ）。しかも、実際、**複数の添加物が体の中へと同時に入ってくることが多いのに、その安全性については検証されないままです。**

医薬品の場合、この薬とあの薬は一緒に飲んではダメと、注意されることがありますす。薬局の窓口などで、すでに服用している薬について必ず質問票に書かされますよね。添加物に関しては、完全に野放しになっているのです。

## ●まったく指摘されない添加物とアルコールの危ない関係

脂溶性の添加物はアルコールと一緒に摂取すると、食道などの粘膜から吸収される恐れがあります。しかも、**強い毒性が出ることがあるのです。**

この点については、早急に公的機関で検証されるべきです。

## 添加物だらけのものを食べ続けるとどうなるのか

さて、この質問も講演会のお母さんがた、週刊誌の記者、消費者団体のかたなどからよくされます。

しかし、**「さ〜、どうでしょう」とお答えするしかないのです。**

イタイイタイ病のカドミウム、水俣病の有機水銀、これらは、長期間の摂取で発症したものです。長い年月と熱心な研究者の努力の結果、解明できた訳です。

長期間、添加物を摂取し続けると、健康被害が発生する可能性はもちろんありますが、残念ながら、そのような研究をしている人はいないようです。私は添加物メーカーこそがこのような研究をする義務があると考えますが、絶対にそれはやりません。そんなことをするのは、自分たちにマイナスですし、そもそも儲からないからです。

私も製薬会社で添加物や医薬品の研究をしていたのでわかりますが、このような研究をしたいなんていい出したら、即刻会社から追い出されてしまいます。

しかし、わかっている点もあるのです。

チャ抽出物やカテキンは、変異原性、染色体異常性試験で陽性ですから、妊婦さんは要注意です。また、長期にわたってとり続けると、がんになる危険性は排除できません。また、重い肝臓障害を引き起こす可能性もあります。ヨーロッパでは医薬品として使われていましたが、今は禁止されているのです。

合成甘味料はカロリーがないので、ダイエット効果があると信じられていますが、実際はその逆で肥満になるともいわれているのです。

甘草抽出物は珍味食品や菓子類などで使われていますが、長期間摂取すると、血圧上昇や低カリウム血症を引き起こします。妊婦さんの場合、早産のリスクが高まる恐れもあるのです。薬にも使用されていますから、ご注意ください。

すでにお話ししていますが、リン酸塩はとり続けると、骨粗鬆症になって骨がポキポキ折れやすくなります。その結果、寝たきりにつながるのです。また、心筋梗塞で死亡する可能性もあるのです。リン酸塩は、特殊な添加物ではありません。パン類からカマボコ、漬物まで広く使用されています。

すでにお話ししていますが、グリシンは居眠りを催すので、運転の際はとても危険です。今は大丈夫でも、とり続けているとそのうちに……なんてことになるのです。

**確実にいえるのは「添加物をとり続けるのは体によくない」ということです。**

危険性についてわかっていないことが多いということは、何十年もメンテナンスせずに乗り続けている「いつエンジンが爆発するかわからない車」のようなものなのです。

## 健康意識が高い割に、添加物の怖さに無頓着な日本人

農薬の話になりますが、リンゴで考えてみましょう。

**私が子供のころ…リンゴは体によいので洗って皮ごと食べましょう。**

**中年になったころ…農薬が付着しているので皮を剥いて食べましょう。**

**現在…ネオニコチノイド系農薬は、皮に付着し離れず果肉まで浸み込むので、洗っても皮をむいてもダメ。リンゴは食べないこと。**

皆さんはこのことをご存知でしたか？

物です。

「リンゴ1つで医者いらず」といわれるように、リンゴは確かにとても健康によい果物です。

では、どうすればいいのか？　有機栽培の無農薬リンゴを食べればよいのです。

昨今は食の安全に対する関心は高まってきていますが、まだ観念的な人が多いのではないのでしょうか。「よくない」と思っていながら、実際に行動に移さない人がほとんどだと思います。それは、差し迫った危機と捉えていないからです。

ですから、スーパー、コンビニ、デパートで農薬だらけの野菜、果物、添加物だらけの加工食品がいっぱい売られているのです。それはなぜか？　気にせず買う人がいっぱいいるからです。

外食も大繁盛しています。それは、外食を頻繁にする人が多いからです。外食においては、農薬、添加物について論ずること自体が虚しいですね。外食産業は原価を抑えてたくさん売るのが基本ですから。農薬や添加物など、まったく気にせず使っているのです。

こうして、日ごろ口に入れているものには気をつかわず、健康診断、人間ドック、メタボ検診には毎年必ず行く。病気になると、一にも二にも病院に行く人がたくさんいます。不思議な人種ですね。

そこで、私は「**食事診断日**」を提案します。

週1回、いや月1回で結構です。費用はかかりません。痛い採血もありません。**買ってきた食品のパッケージにある原材料表示を集めておくのです。**ぼんやり添加物の記載を見るだけでもかまいません。できれば、集めた原材料表示から、食品名と添加物名の一覧表を作ってみるのもいいでしょう。わからない場合は、この本を参考にしてください。

添加物の怖さに無頓着なのは、あなただけではないのです。しかし、これを実践すれば、あなたのご家族は添加物の危険から逃れられます。完全でなくともいいではありませんか。

このようにして、**とにかく添加物の摂取を減らすことから始めてみませんか。**

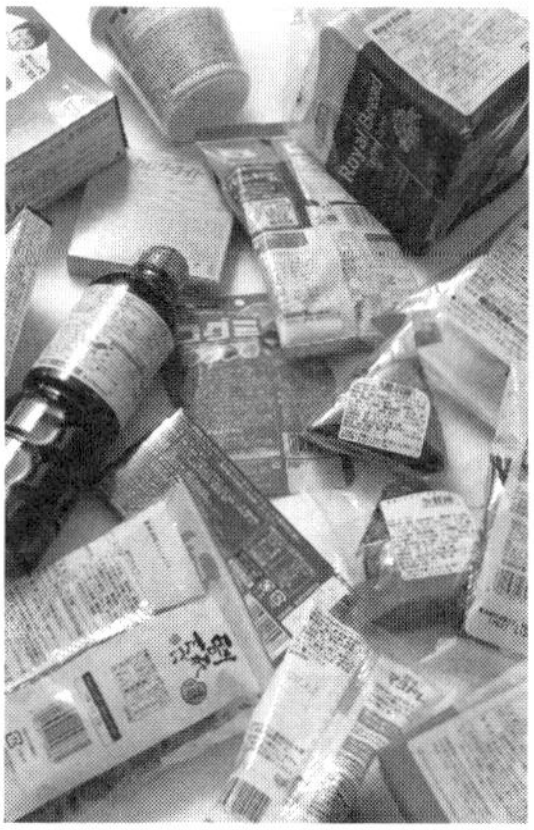

☞ **食事診断日**を設けることを提案します

## オーガニック、無農薬、原産地よりもまずは添加物の有無の確認を

化学肥料を使用すると、農地の荒廃を招きます。ただ、購入した作物についた農薬はある程度洗浄で除けます。

食材の原産地表示は国のほうでも問題にしていますが、その意図は国産農水産物の保護、つまり、農家の保護のためです。しかし、日本の食料自給率など、現実を見れば、国産だけでは絶対にまかなえません。また、原産地に関しては表示を見てもわからない場合が多いのです。

添加物に関しても完全ではありませんが、原材料表示を見れば、その加工食品に添加物が含まれているかはある程度わかります。

添加物は、農薬のように洗浄で除去することは不可能なのです。食パンをよく水洗いし強く絞れば、ある程度添加物は除けるかもしれませんが、こんなことまでして食べますか。

しかし、**添加物は農薬と違い「表示を見るだけで除ける」**のです。簡単ですね。今すぐに実行できるのです。

## スーパー、コンビニで売られている食品の9割は添加物まみれ

スーパー、コンビニなどで手軽に買えるものこそ注意が必要です。以下、その一例を列挙しました。

●弁当類、おにぎり、麺類はほぼ100%添加物まみれ。添加物の種類も豊富。

●カップ麺類は麺だけでなく、液体調味料、粉末調味料に多種類の添加物が使われています。カップものではないラーメンにわずかですが、無添加のものがあります。95%以上は添加物が使われていると思ってください。

●ジュースなどの飲料には、香料、甘味料が使われていますが、一部、無添加のものもあります。添加物を使用しているものは80%ぐらいではないでしょうか。体にいいと思われている緑茶飲料でにごりがないものは、添加物として微生物を増やして製

造した、不純物だらけの酵素が使われています。この酵素に関しては表示しなくていいのです。

●食パン、調理パン（サンドイッチ、ハンバーグサンド、ホットドッグなど）には、ほぼ１００％添加物が使われています。

●みそ、しょう油類は最近、無添加、もしくは添加物はアルコールだけの商品が増えてきています。添加物を使用している商品は70％ほどです。それでも、高い確率で添加物が使われているのですね。

●だししょう油類は、90％ぐらい添加物が使われています。

●和菓子、洋菓子、中華菓子（肉まん、餃子、シュウマイ、など）などの菓子類は、ほぼ１００％添加物が使われています。

●おでん類は温めて売っているものから冷凍品まで、ほぼ１００％添加物が使われています。特に、カマボコ、ちくわ、はんぺん、さつま揚げなどの練り物は添加物の宝庫です。

●冷凍食品はアイスクリーム類を含めて、ほぼ１００％添加物が使われています。

●チューインガム類は、１００％添加物が使われています。というより、添加物ででできているといったほうが正確かもしれません。

●珍味類は、スルメを焼いただけのものを除けば、ほぼ100％添加物が使われています。商品によっては添加物のデパートです。

●砂糖、塩はほぼ無添加です。たまに、カラメル色素を入れた砂糖や添加物を入れた塩があります。90％以上が無添加と思われます。

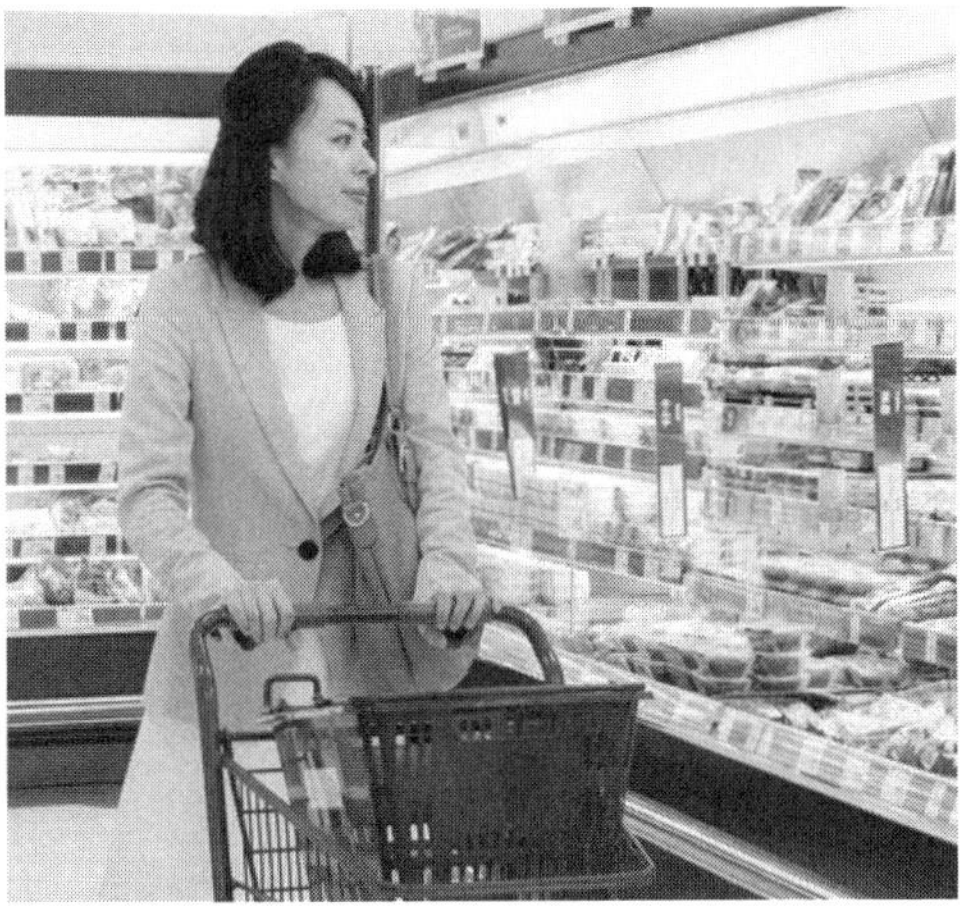

すべてのお店ですべての商品について詳しく調べたわけではありません。しかし、スーパー、コンビニの食品は添加物まみれといえます。米、雑穀、野菜などは除外しています。

## 大手メーカーの食品はほとんどNG

前項で述べました食品は、ほとんどが大手、もしくは準大手食品メーカーの商品です。

コンビニ大手は店舗数が1万にも及びます。全国に1万店舗あるコンビニで1店舗当たり日に5個売れると、メーカーはそのコンビニのためだけに毎日5万個製造する必要があります。

コンビニなどは、売れる個数が一定数以下になると廃番の決定をくだします。それだけ、競合他社同士で棚を奪い合っていることになります。それはメーカーにとって死活問題です。

そうならないように、外見がきれいに見える着色料を、味をよくするための化学調味料を、食感をよくするためのリン酸塩などの品質改良剤を、保存性を高めるための保存料や日持ち向上剤を、甘さはノンカロリーの甘味料を、という具合にさまざまな添加物を使用するのです。

本来、添加物を使用しなくてもいい部分もありますが、製造コストを下げ、画一的な製品を大量生産するには、添加物が必要不可欠なのです。

例えば、味。わざわざ、昆布やかつお節、煮干しなどでだしを取り、味つけに使用するとなると、コストがグンと高くなります。粉末の化学調味料なら加えるだけです。

## 《甘味料を使用した場合のコスト》

例えば、砂糖1kg150円とします。合成甘味料のアスパルテーム、アセスルファムカリウム、スクラロースは、だいたい砂糖の250倍の甘さがあります。価格はそれぞれ異なりますが、大雑把にいうと、中国産、韓国産なら、1kg当たり5000円。砂糖1kgの甘さを得るのに、合成甘味料ならわずか4gですみます。つまり、コストは20円です。砂糖なら150円かかるところが20円！　そのうえ、ノンカロリー表示ができる。メーカーにとってなんと甘く都合のよいことか。

（注）合成甘味料を摂取し続けると、インシュリンや生理作用のバランスを乱し、肥満や血糖値の上昇を招き、糖尿病のリスクが高まるという説があります。

**添加物自体は中国製を始め、安い海外産がほとんどです。**食品メーカーもいかに安くするかで苦心しているのです。お菓子で説明しましょう。

１００円で売られているお菓子。実際に食べる部分の原価は、いくらだと思いますか。大雑把にいうと、25円前後です。これに包装材、段ボール代、配送費用、卸業者の利益、スーパー、コンビニなど、小売りの利益を加えて１００円となるのです。ですから、食品メーカーにとって、１個当たり1円という金額は大きいのです。考えてみれば、メーカーもかわいそうなんです。

**大量生産できて、スーパー大手、コンビニ大手に売り込めるのは、一流企業といわれ、テレビＣＭなど広告宣伝にお金がかけられる大手、もしくは準大手のメーカーに限られるのです。**

しかも、スーパー、コンビニで売ってもらうには、ＨＡＣＣＰ（ハサップ、後述）などの必要以上に厳しい衛生管理が要求されます。こうした制度自体、そこまで必要なのかと思う点が多々あります。

その一方で、そこには添加物が危険だという観点はまったくありません。こうした事情からも、大手メーカーの商品は添加物まみれとなるのです。しかし、大手メーカーの中でも、極力添加物を使わないようにと努力しているところもあるにはあるのです。そうしたメーカーとそうでないメーカーを見分ける方法は、商品パッケージの原材料表示にあります。皆さんも買い物の際は、**原材料表示をよく見比べるようにしていれば、段々とわかってくると思います。**

責任は添加物に無頓着な消費者にもあります。消費者がそうしたものを購入するから、メーカーも作るしかないのです。売れなければ作りません。

## 市販のお菓子は危険な添加物の宝庫

このテーマについては書きたくない！　というのが私の本音です。その理由は商品の種類が多すぎるうえに、添加物の種類が膨大だからです。

しかし、日常的に口にする消費者にとって、非常に大切なことです。

**《お菓子類と添加物》**

和菓子は職人芸が光り、とても上品で優雅さに溢れています。和菓子の主役は、あんです。小豆と砂糖だけであんこを作ります。あんこに入れる砂糖をひかえると、微生物が繁殖しやすくなります。逆に、砂糖をたくさん使いすぎると、甘くなりすぎたり、気温が下がると砂糖の塊ができやすくなります。砂糖の塊ができると、食べたときにジャリジャリとした食感になり、奥歯に当たり不快です。この問題も、合成添加物であるソルビトール（ソルビットともいいます）を使うことで解決するのです。水あめでもいいのですが、水あめを使うと、食べた後くちびる周りがベトベトするので、ソルビトールが多用されているのです。

ようかんのあんこでも、同じです。

また、和菓子のあの上品な色は、そのほとんどが、職人たちが色粉と呼んでいる合成着色料によるものです。数種類混ぜて、見栄えのよい色を出している場合もあります。品のいい香りの正体は、合成香料の場合があります。

**なので、「和菓子の色香に惑わされるな！」と強くいいたいところです。**

冷静に、原材料表示を見て買いましょう。添加物を使わなくても、和菓子は作れます。

クッキー、ビスケットのほか、小麦粉などの粉でつくるお菓子も同様です。

練るときに色々な添加物を練り込むのです。

添加物屋は、お菓子メーカーに足しげく通います。そして、そのお菓子メーカーの商品にどのような添加物なら練り込めそうか研究するのです。カマボコなどの水産練製品もそうですが、練り物は添加物屋のターゲットなのです。

女性が大好きな大福もちには、表面に白い粉がまぶしてありますね。大福どうしがくっつかないようにするためです。この粉は加工デンプン（合成添加物）です。お餅類だけでなく、生麺も同じです。

## 《ポテトチップスの味について》

ポテトチップスはポテトをスライスし、食用油脂で揚げます。この段階で味つけはしません。揚げた後で、色々な味、香りの粉末を振りかけるのです。これを業界では、シーズニングと呼んでいます。英語のシーズンには「季節」以外に、「味つけする」という意味があります。こうして簡単に、ガーリック味、しょうゆ味、お好み焼き味など多様なポテトチップスができるのです。シーズニングに使用する粉末は、添加物の混合物なのです。また添加物とは関係ありませんが、**ポテトチップスには、アクリ**

**ルアミドという発がん性物質が含まれている場合があります。**じゃがいもの成分が揚げる工程で変化した物質です。

**《しょう油せんべいについて》**

お米をつぶして平たくし、焼くことでせんべいができます。これに保存料である安息香酸ナトリウムが含まれているしょう油を塗って、さらに焼きます。このしょう油せんべいに保存料（安息香酸ナトリウム）という表示は必要でしょうか。

答えはＮＯです。このように、食品素材に使われている添加物は、原則として表示しなくてもいいのです。ですから、**表示されていない添加物がかなりあるんだ、ということを普段から認識しておいてください。**

お菓子は、合成甘味料、合成乳化剤、合成着色料、膨張剤、合成香料、加工デンプン（合成添加物）、リン酸塩、グリセリン、化学調味料など、添加物の見本市です！

## 無添加表示のものにも注意が必要

「無添加」や「添加物不使用」と書いてある食品を目にすることがあります。
しかし、そのような食品であっても注意が必要なのです。

### (1) 無添加表示の食品についての注意点

**①合成保存料、合成着色料　無添加と書いてある場合**

乳化剤、人工甘味料などが、たっぷり入っているかもしれません。原材料表示をしっかり見ればわかります。

**②合成着色料　無添加と書いてある場合**

カラメル色素はすでに述べたように、化学薬品を加えた糖類を加熱し、製造されたタール状のものです。イミダゾール系の発がん物質が含まれる場合もあります。しかし、法令上はなぜか既存添加物とされています。どのような物質が含まれているかわからない代物です。既存添加物とは通常、天然添加物とされています。つまり、**カラメル色素を使用していても、合成着色料無添加と名乗れるのです。**

中南米のサボテンに寄生するカイガラ虫（エンジ虫）から取り出した色素を、コチニールといいます。要するに、虫のエキスです。天然着色料ですから、**この色素を使用していても、「合成着色料無添加」とか「合成着色料不使用」と名乗れるのです。**

「虫が好きません」ね。ヘタなダジャレですいません。

これらは原材料表示を見ればわかります。

## ③食品素材に使われている添加物は表示しなくてよい

例えば、保存料の安息香酸ナトリウムが添加されている、しょう油を塗ってせんべいを作りました。このせんべいには、安息香酸ナトリウムの表示はしなくてよいのです。原材料表示の欄に素知らぬ顔で、しょう油と表示しておけばよいのです。

法令上、なんら問題はありません。それ以外に添加物を使っていなければ、無添加ということになります。

また、安息香酸や、ポリオキシエチレンソルビタンというややこしい名前の乳化剤を含むマーガリンをたっぷり使用した食パン。この食パンに安息香酸、乳化剤の表示はいらないのです。原料表示の欄に、すました顔で「マーガリン」と記載しておけばよいのです。それ以外に添加物を使用していなければ無添加になるのです。

いくらなんでも厚かましすぎやしませんか。

## ④使用していないことにできる添加物

例えば、ミカンの缶詰。ミカンの皮をはがすのに塩酸とカセイソーダーを使用しますが、中和されているので表示しなくてもよいことになっています。中和した後、水で洗います。便器を拭いたタオルを水で洗いました。このタオルで顔を拭きますか。

シリコン樹脂は豆腐製造に使用される消泡剤ですが、豆腐には少ししか残らないので、表示しなくてもいいことになっています。シリコン樹脂は、カーワックスなどに使用されています。水には溶けません！

## ⑤栄養強化という隠れミノ

例えば、ビタミン$B_1$はすでに説明したように、ビタミン$B_1$ラウリル硫酸塩という、天然には存在しない合成添加物です。微生物の繁殖を抑制するので、保存料として使われています。しかし、栄養強化のために使ったことにすれば、表示しなくてよいのです。ビタミン$B_2$（黄色）や$\beta$カロテン（黄色、赤色）を着色料の代わりに使用した場合についても同様です。

無添加とか添加物不使用とうたっている食品が、信用できるか否か。難しいですね。**大切なのは、信用できる無添加食品を売っているお店を見つけることです。**そして、必ずお店のかたに話を聞いて、判断してください。スーパー、デパートと違って質問しやすいです。嫌な顔はされません。その場で答えられない場合には、後日返事をくれることもあります。この本には、186ページに、私がセレクトした安全な食品を購入できるお店リストを掲載しています。参考にしてください。

### (2) 表示義務が免除されている場合がある

そもそも法令上、表示義務がない場合があります。この場合はいくらたくさんの種類、量の添加物が使われていても、まったくわかりません。あなたができる方法はただ1つ、買わないことです。

## ①バラ売りの食品

バラ売りの食品は添加物などの表示は不要なのです。ただし、例外があります。

（例外1）

防ばい剤（OPP、チアベンダゾール、フルジオキソニルなど）を使用したオレンジ、バナナ、グレープフルーツ、あんず、もも、キウイなどはバラ売りであっても、包装紙に表示するか、もしくは売り場にポップなどで表示しなければなりません。防ばい剤は極めて毒性が強いため、このような措置をとっているのです。当時の厚生省でさえ、添加物にするのをかなりためらったそうですが、アメリカの強い圧力によって、しぶしぶ認めたという経緯があります。

（例外2）

甘味料のうち、サッカリン、サッカリンナトリウム、サッカリンカルシウムは、ばら売りであっても表示しなければなりません。それ以外の添加物は表示不要ですから、じゅうぶんご注意ください。

表示方法は例外1の場合と同様です。サッカリンは防ばい剤並に怖いことを、厚労省が認めているのです。ときたまこの表示措置を実施していない場合が見受けられます。

お菓子類のばら売り、買ってはいけません。たとえ大安売りされていても。大事なお子さんに食べさせるなど言語道断です！

## ②小さい包装のもの

駄菓子、一口サイズの食品など、小さい包装の商品については、商品自体が小さく、表示するスペースが狭いので、表示面積が30㎠以下の場合、食品素材や添加物などの原材料の表示はしなくてもいいことになっています。メーカーからすると、添加物てんこ盛りの食品が作りたい放題なので便利ですね。駄菓子はお子さんの好物です。添加物など表示していませんから、うっかり買ってしまうとお子さんに食べさせることになります。小さい駄菓子など、表示がないものは買わないで！　表示がない＝無添加と誤解しないでください。

### ③スーパー、コンビニ、デパ地下、惣菜屋など、店内で製造し販売する食品

パン屋さんのパン、ケーキ屋さんのケーキ、持ち帰り弁当、スーパー、デパ地下などで売られているお惣菜は、添加物などの表示は不要なのです。ケーキ屋さんの店頭に並べられている、合成着色料で美しく色づけされたおいしそうなケーキなんかはまさにそうです。

### ④外食

レストラン、回転ずし、ファミレス、ホテル、割烹、旅館など、外食にはさまざまな形態があります。全国的にチェーン展開しているものから、個人経営のものまであります。ホテル、割烹、旅館も外食に含まれます。

外食の場合、提供された料理には、原材料の表示はまったくありません。

ホテルや割烹では、シェフや料理長があれこれ料理の説明はしますが、添加物の説明はしません。説明できないシェフ、料理長がかなりおられるのではないかと思います。なんなら一度聞いてみてはいかがでしょう？

質問「外食ではなぜ、表示しなくてもよいのか？」

解答「その料理を作った人が、お店、調理場にいるので、直接質問すればいいからです」

不安であれば質問してみてください。正確に答えられる調理師、シェフが果たして何人いるやら。かなり嫌われると思いますが。

## ⑤「無添加ですよ」にダマされるな

スーパーやデパートでマネキン販売のかたが、「このジュースは無添加ですよー」といって宣伝しています。私がその紙パック入りのジュースの原材料表示を見ると、「香料」の文字が見えました。香料は合成添加物です。この手のマネキン販売はしばしば見受けられます。あなたが添加物について知らなければ、安心して買ってしまうでしょう。では、どうすればいいのか。この本をしっかり読んでください。そうすれば、危険性を相当減らすことができると思います。

例えば、青酸カリであっても、飲む（摂取）量がごくわずかなら死ぬことはありません。もちろん、たとえ少量であっても青酸カリは飲まないでください！

## 無添加食品は少し高いが、長い目で見れば断然安い

しかし、**私はなにがなんでも、無添加でなければダメだとは考えていません。**意外でしょうが、そうしたがんじがらめの岩盤頭ではないのです。化学的に見て、不安のない添加物も若干あります。この点については後述します。

「無添加食品、減添加物食品のほうが体にとってよいことはわかるのですが、値段が少し高いので…」という声をよく耳にします。実に耳の痛い話です。

無添加、減添加食品はなぜ高いのか?

### ●カマボコで考えてみましょう。

普通のカマボコは、大量生産の冷凍すり身を使用しています。原料は、スケソウダラです。スケソウダラから冷凍すり身を作ります。作り方は、冷凍すり身にリン酸塩などのさまざまな添加物を加えます。これらの添加物は、カマボコには表示しなくて

よいのです。しかし、どう考えても、この冷凍すり身を使用してカマボコを作ったら、無添加とはいえないでしょう。

すでに添加物が加えられている冷凍すり身に、さらにグルテン、加工デンプン、水などを加えて水増しし、化学調味料、リン酸塩、保存料などの添加物を加えれば、カマボコの完成です。水増しすれば、冷凍すり身の使用量は少なくてすむので、大幅なコストダウンになります。

一方、無添加の場合、魚を選別し添加物を加えることなくすり身にします。このすり身にかつお節、昆布などのダシを加えて、水増しすることなくカマボコを作ります。だしは天然ダシを購入して使うことが多いようです。

そのうえ、少量生産です。ですから、どうしても高くつくのです。ただ無添加のカマボコは食べてみると、非常に弾力がありおいしいのです。カマボコの弾力のことを、「足」といいます。私自身、このことを無添加のカマボコを食べて初めて知りました。「立派な足があるカマボコ」は、目から鱗でした。化学調味料を使用していないので、自然のおいしさを味わうことができます。後味も非常によいのです。無添加のカマボコは確かに高いですが、それだけ値打ちはあるのです。

## ●食パンで説明しましょう。

普通の食パンは、小麦粉に砂糖、マーガリン、もしくはショートニング、イーストフード、合成乳化剤、そのほかの添加物、イースト菌などを加えて作ります。

（注）表示は合成乳化剤ではなく乳化剤となっています。

イーストフードは、前述のように合成添加物の集合体です。これを使用すると、パン生地の中でイーストを大量に増殖させることができるのです。イースト菌の節約になるので、大量生産に向いています。

ショートニング、マーガリンは、水素添加油脂が主体なので安価ですが、極めて危険なトランス脂肪酸の宝庫です。乳化剤は、さまざまな合成乳化剤の集合体です。また、純度に関して、法令上の基準がない添加物です。いい換えると、不純物がいくら混入していても、法令上なんら問題がないという不気味な添加物です。再三お話ししていますが、個々の成分に関する安全性は、動物実験レベルですら検証されていないのです。

このように普通の食パンは安く作られ、私たちの食卓に届けられるのです。

一方、無添加、減添加物の食パンは、多くの場合、小麦粉自体が違います。国内産小麦粉を使用している業者が多いのです。外国産小麦には、収穫後に使用する農薬（ポストハーベスト農薬）の問題があるからです。国内産小麦粉は外国産より高くつきます。

また、添加物ではありませんが、マーガリン、ショートニングの代わりに、バターや植物油脂を使用します。乳化剤は大豆に含まれているレシチンというリン脂質を使い、「乳化剤（大豆由来）」と表示されています。レシチンは卵黄にも含まれていて、悪玉コレステロール（ＬＤＬコレステロール）を減らし、動脈硬化の予防になります。

添加物としてまったく問題ありませんが、合成乳化剤より高価です。私が知っているパン屋さんは、国内産小麦にこだわり、レシチンに代えて卵黄をたっぷり使用しています。「そこまでやるか！」と思いましたが、そのおかげか注文に追われているようです。一度に大量生産せず手間暇かけて生産しているため、イーストフードは使用していません。このため、当然、普通の食パンより高くつきます。味はとてもよく、食べた後も胸のあたりがすっきりして、口の中にいやな後味が残りませんでした。

レシチンは天然乳化剤ですが、添加物です。そのため、無添加とは標榜できません。

しかし、レシチンに関して、私はまったく問題にしていません。

レシチンを使用した場合は、合成添加物無添加と表示し、表示欄の外にレシチンの説明をしておけばよいと思います。

**●味つけにおいても、化学調味料と、昆布、かつお節、煮干しなどのだしでは原料費、手間賃がずいぶん違います。**

当然のことながら、無添加食品はどうしても高くつくのです。

しかし、消費者が食の危険性に目覚め、無添加食品に対する関心が高まり売れ行きがよくなれば、値段は下がっていくと思います。しかし、今の状態で値段を下げて売れ行きを伸ばすには無理があると思います。無添加食品の業界は、そもそも利益が上がっていないからです。


**消費者が、無添加食品に目を向けるのが先ではないでしょうか。**

## あなたの大好物が危ない

添加物だらけの食品を食べていても、今すぐ健康に悪影響はないかもしれません。しかし、リン酸塩のように、徐々に骨のカルシウムが溶け出し、いつの間にか骨がスカスカになり、将来的に骨粗しょう症を招くことになるのです。もし、転倒してしまったら、最悪の場合、死亡。助かっても、寝たきりという結果になりかねません。

これまでお話ししてきたことは、いくら高くつくとかを論じるレベルの話ではありません。

**加工食品を食べるということは、複数の化学物質を摂取するということです。**

例えば、再三お話ししている食パンは、イーストフードだけでも数種類の化合物を摂取することになるのです。そのうえ、乳化剤（複数の化合物の混合物）などがあるので、食パンを食べる＝添加物という名の多種類の合成化合物を同時に摂取すること、になるのです。このことは、ほかの食品でも同様です。朝食に食パンと添加物だらけのドレッシングをかけたサラダを食べたら……、何種類の合成化合物を摂取することになると思いますか。

毎日のことなので、ぜひとも、口に入れている食品の原材料表示を見ながら考えてみてください。

ここで怖いお話をしておきましょう。

## 第一話　大好物が命とりに!?

ある中年のサラリーマンの好物は、Aという添加物が使用されている食品でした。それを長年愛食していましたが、そのうち足がしびれるようになったのです。かかりつけの医師に診てもらったところ、簡単なストレッチを指示され、「しばらく様子を見ましょう」と告げられました。しばらくすると、しびれは軽くなりましたが、数カ月後、再びしびれ出したのです。そのうち、歩行が困難になりました。病院でも原因がわからず、車いす生活を余儀なくされたのです。

この場合、添加物が原因であることを証明するのは、極めて困難です。

細菌性食中毒であれば、摂取から数時間から2日以内に症状が現れ、菌の検査でサルモネラ食中毒だとわかります。原因食品、食べたお店などが特定できるからです。

しかし、このケースの場合、患者が全国に分散しており、発生状況もバラバラです。民法では損害賠償を請求する側は、損害発生の原因を立証しなければならないのです。そのため、この場合、原因不明のまま一生車いす生活で落着するのです。

仮に、足のシビレの原因が添加物Aであることが判明したとします。この場合、損害賠償がとれるか考えてみましょう。

まずAが使用されていた食品メーカーはどこか。ほとんどの場合、Aが使用されている食品は、複数のメーカーから発売されています。どこのメーカーのものかを特定して、損害賠償を請求するのが困難なのです。

それでも、なんとか食品メーカーが特定できたとします。

食品メーカーは、次のように反論するでしょう。

「添加物Aの安全性は、さまざまな試験で証明されています。安全性試験の結果に基づき、厚労省で厳格に審査され、食品に使用することが認められています。だから、当社にはなんら瑕疵（欠陥）は存在していません。よって、損害賠償の責任はないと考えます。また、製造物責任法で使用当時の科学水準で予想不可能であった件に関しては、責任を免れられることになっています。厚労省が安全だと認めている添加物を適法に使用したのですから、危険性の予測は不可能でした。製造物責任法からも、当社にはなんら損害賠償に応じる責任はないと考えます」

食品メーカーのこの主張は、裁判で認められると思います。

では、添加物メーカーに対しては損害賠償請求が可能でしょうか。食品メーカーの場合と同じ理由で、裁判で負けると思います。

ここで思い出してください。食品メーカーの「添加物Aの安全性は、さまざまな試験で証明されている」という部分ですが、さまざまな試験とは、ラットなどの動物や微生物での試験のことです。医薬品は人での試験もされていますが、添加物は人での試験はされていないのです。つまり、実際、真の安全性は証明されていないのです。

しかし、食品、特に添加物に関しては、法律があなたを救ってくれることはないのです。それどころか、あなたの前に強固にして巨大な壁として立ちはだかるのです。

結局、このサラリーマンは救われないのです。お子さん、奥さんといったご家族に対しては、「お気の毒」というしかありません。

仮に、添加物でがんになったことが明らかになっても、厚労省や食品メーカー、添加物メーカーは動きません、ダンマリを決め込みます。

△□製薬（現存）が殺菌剤として食品メーカーに販売していたＡＦ－２、天然着色料として使用されていたアカネ色素（２００４年に禁止）は、いずれも発がん性が問題になり使用が禁止されました。しかし、その後、がん発生に関してなんら調査は行われていません。調査を行う兆候すらありませんでした。

厚労省も添加物メーカーも、これらを実際に使用していた食品メーカーも、みんなダンマリを決め込んでいるのです。発がん性が問題になった場合もです。

## 第二話　基準値内であれば、不純物が多かろうが問題にならない

ある添加物メーカー品質管理部の社員「部長、このごろ製造している添加物Ｂの品質が問題です。純度が75％に落ちているのです。不純物が25％も含まれています。どうしましょうか」

部長「食品衛生法の規格基準では、Ｂの純度は70％以上とされているんだろう。だから、不純物が25％なら問題ないではないか。コンプライアンス（法令順守）的にはまったく問題ない。どんどん出荷したまえ」

この添加物が使用された食品を毎日食べている女性が、重大な肝臓障害を起こしま

した。

この場合、この女性が損害賠償請求するには、肝臓障害が不純物によるものだと立証しなければなりません。この点を立証するには、莫大な費用と時間を要します。添加物メーカーや厚労省は、この立証に協力してくれません。それ以前に、添加物の不純物が肝臓障害の原因であることに気がつきません。

結局、原因不明で泣き寝入り、これが現実なのです。

## ●問題になった有名な事件

○森永ヒ素ミルク事件

ある時期に集中して、たくさんの赤ちゃんが亡くなりました。集中して多数の死亡事件が発生したこと、そして、原因物質がヒ素という添加物の品質検査対象物質であったことから原因が判明したのです。

しかし、損害賠償に関しては、長い裁判闘争となりました。被害者は、裁判費用でも大変苦労されました。現在でも、後遺症で苦しんでいる人はかなりいらっしゃるのです。この件についてふれると、涙がにじみ出てきます。

○健康エコナ事件

この食用油も大企業が作っていました。体に脂肪がつきにくいということで、初の特定保健用食品（トクホ）になったものです。TVなどでも盛んに宣伝していたので、覚えているかたもたくさんいると思います。

変異原性試験という微生物を使った試験で陽性になったため、発がん性物質が含まれていることが発覚したのです。変異原性試験は3～4日で結果が出ます。

この食用油は添加物ではありませんが、人工的に化学構造を変えて作ったものです。本来は添加物にすべき代物です。体に脂肪がつきにくくても、がんになるようでは……実際にがんが発生したか否かについては、メーカーも厚労省も調査しませんでした。いつものように都合が悪いときはダンマリでした。

**添加物を摂取したことによる被害は、なかなか判明しないものです。**判明したものは、例外中の例外でしょう。食品関係法令、損害賠償に関係する民法も、こうした事態になってもあなたを守ってくれないのです。ご自分で守るしかないのです。では、どうすればよいのでしょうか？

「君子危うきに近寄らず」

「君子添加物を口にせず」

無添加食品はちょっと高くつきますが、心身に問題が発生した場合、そもそも健康を考慮すれば、断然安くつくと思います。障害の程度によっては、銭金の問題ではないのです。

それと、外食を止めればよいのです。これだけでも、添加物の摂取は相当減ります。浮いたお金を安心できる食品に回せばよいのです。

しょう油やみそは、無添加のものがたくさんスーパーに並んでいます。特に、高いことはありません。アルコールが添加してあるしょう油、みそは無添加ではありませんが、ほかの添加物が使用されていなければ問題ありません。

完全無添加でなくても、いいではありませんか。**とにかく原材料表示をよく見て、少しでも食品添加物を減らす習慣を身につけることが、自分や家族の身を守ることになるのです。**

## 大切なわが子に対しお稽古や塾より、食べ物の心配をするべき

私ごとで恐縮ですが、父親を早くに亡くし幼くして母とも離別。中学は田舎の町立、高校は岡山市内の夜間定時制で、昼は仕事をし4畳半一間の間借り暮らし。部屋代など、すべて自分で稼ぎました。こんな生活を送っていると、将来が不安になってくるものです。そこで、高校4年の初めごろ、無謀にも大学へ進学しようと考えたのです。経済的に、私立は不可能です。

わずかですが貯金があったので、仕事を辞めてもなんとか生活できる目途はありました。先生に相談したところ、日ごろの行いも成績もよくなかったため、軽く一蹴されました。中学時代を含め、学校でも家でも勉強をしたことがありません。しかし、仕事を辞めると、なぜか猛烈に勉強する気が湧き上がってきました。夜間の定時制です。学校の勉強はしなくても、なんとか卒業はできます。

それまでまったく勉強していなかったので、参考書を読むとカラの頭によく入っていくのが実感できました。

こうして集中して勉強したおかげで、公立大学と地方の国立大学に現役合格できました。

前置きが長くなりましたが、自分の境遇に重ね合わせると、今の時代のお子さんたちはとても幸せだと思います。

今の親はお子さんの将来を考え、ピアノだのなんだのとお稽古ごとに、少しでもよい大学に入れたいために小学校から塾に、高校では予備校にとお金を使います。

子供は現実の社会がわかっていないため、親が進むべき道を示すのは間違いではありません。しかし、本当に賢い親はなにが大切かがよくわかっています。

なにはさておいても、自分の子供が心身ともに健康に育ってくれるのを一番に願っているのです。

子供が自分の口に運ぶ食べ物は、そのほとんどは母親から与えられたものです。

ですから、母親の責任は極めて大きいのです。これは子を守ろうとする母性本能です。

なぜ、母親は子供の健康に対する関心が、父親より強いのでしょうか。

母親は妊娠中から胎児と接しています。おなかの子のために食べ物、感染症などに非常に気をつかっています。妊娠すると、タバコを吸っていた女性は必ず禁煙します。禁煙には強い意思が必要です。お酒も断ちます。

男性はどうでしょうか。妻が妊娠したら、禁酒、禁煙するでしょうか。

女性はこの気配りが出産後も、なかには自分の生命が尽きるまで続くという人も少なくありません。

いわゆる現代の教育ママは、必死で大学進学に有利な中学、高校に入れたいと高いお金をかけて有名塾、有名予備校へと通わせます。

しかし、そうした教育ママはそれと同じくらい、子供に食べさせる食品に気をつかっているでしょうか。私の主観が入りましたが、**本当に賢い母親は、生涯わが子の健康の基本である食について真剣に考えているはずです。**

特に小さい子供は、安全な食品を選ぶことができません。

これだけ添加物まみれの食品があふれているなか、ぜひお母さんがたには安心できる食品を選ぶことを切に願います。そうした食品が多少高くても、外食などを止めれば、なんとかやり繰りできるものです。

大事なお子様のために、あなたご自身やご家族の健康のために。

## 食文化が豊かな日本に、添加物まみれの食品が蔓延している事実を恥ずべき

うま味のことを、英語でUmamiといいます。日本人として誇らしいですね。

日本人は海産物を巧みに利用してきた民族です。うま味といえば、昆布だしです。北海道産の昆布が、松前船で大阪に運ばれていました。これは大阪における料理の発展に大いに貢献しました。大阪は喰い道楽として、全国に知れ渡るようになったのです。

**しかしながら、昆布が伝統ある日本の食文化の破壊を招いたという側面もあるのです。**なんとも皮肉なことですが、大阪人、昆布に責任はありません。日本人の味覚を作り上げてきた天然のうま味成分が、技術の力で化学調味料に転化され、それが日本はもとより、世界中に広まっていってしまったからです。

明治時代に、ある大学の理学部の先生が昆布のうま味成分について研究しました。彼は間もなく、昆布からグルタミン酸というアミノ酸を分離しました。しかし、なめ

てもうま味は感じられませんでした。グルタミン酸は「酸」ですから、水酸化ナトリウムで中和すると、ナトリウム塩となります。少しややこしくなりますが、グルタミン酸にはナトリウムがくっつく部分が2つあるのです。

しばらくすると、グルタミン酸にナトリウムが1つくっついた塩を作ることに成功しました。なめてみると、うま味が感じられたのです。これが現在、化学調味料として使用されているグルタミン酸ナトリウムです。うま味調味料の誕生です。しかし、彼は学者でしたから、この技術を工業化できません。

そこで、友人である鈴木氏に相談しました。鈴木氏は、グルタミン酸ナトリウムの工業化に成功しました。こうして誕生したのが、「味の素株式会社」です。そのうち、グルタミン酸ナトリウムのことを味の素というようになりました。

これを契機として、色々なアミノ酸が発酵法で比較的安く作れるようになりました。日本人技術者、研究者の功績です。この点は、率直に評価しなければなりません。

アミノ酸は、医療分野では点滴に使用されています。

安く作れるようになると、消費者にいかにしてたくさん使わせようかと考えなくてはなりません。そこで、味の素のビンの「ふた」の穴を大きくしました。

さらに安く製造するために、韓国、中国、東南アジアなど、海外での生産が中心となっていきました。グルタミン酸ナトリウムを使用して味つけする方法は、中国、東南アジアをはじめ、ヨーロッパ、アメリカと世界中に広まっています。今や、世界中の人間の舌がグルタミン酸ナトリウムに飼いならされているのです。日本が世界の食文化を破壊しているのです。

しいたけやかつお節も、古くから使用されているうま味調味食品です。昆布と同じように、しいたけやかつお節のうま味成分も、日本で研究されました。その結果、それぞれ次の成分が作用していることがわかりました。

**①しいたけのうま味成分…グアニル酸ナトリウム**

**②かつお節のうま味成分…イノシン酸ナトリウム**

①と②を併せて、リボタイドナトリウムといいます。核酸系調味料です。両者とも発酵を利用して製造されています。

グルタミン酸ナトリウムと核酸系調味料を併用すると、味に相乗効果が生まれます。通常、グルタミン酸ナトリウムに対して、核酸系調味料を5～10％程度使用します。これは、化学調味料で添加物です。食品には調味料（アミノ酸等）と表示しています。

このような使用方法が、今や世界中に蔓延しているのです。日本の誇るべきだしが、日本人の手によって化学調味料に変身し、世界の食卓を席巻しているのです。

すでに述べましたように、明治になって合成着色料が我が国に導入され、それ以降合成甘味料、合成保存料、合成乳化剤……とあらゆる添加物が使用されるようになりました。そこにさらに、日本人が考えた化学調味料が加わったのです。

日本が豊かになり、食品も豊富になり大量消費時代を迎えました。それと並行して添加物の種類、並びに使用量も増えていったのです。

今や日本で売られている食品、外食、お惣菜は添加物まみれといっても過言ではありません。スーパー、コンビニ、デパートからレストランまで、日本の隅々まで添加物まみれの食品が蔓延しているのです。**添加物が使用されていない食品を探すほうが困難な状況です。**

これらの食べ物を私たちはなんら疑いなく食べているのです。

日本人の舌は化学調味料、合成甘味料、目は合成着色料、鼻は合成香料に毒されてしまっているのです。

化学調味料では、昆布やかつお節、煮干しの味は出ません。風味も違います。本当の料理人の味、本当の家庭の味、おふくろの味を日本人は忘れてしまったのでしょうか。自然の食べ物を味わう、自然の味を味わう気持ちが日本人の心から消えてしまったのです。

日本には昔からだし以外にも、しょう油、みりん、酢といった優れた発酵調味料があります。現在、ヨーロッパ、アメリカなどの海外で、これらの発酵調味料や昆布、かつお節などのよさが認識され、実際に食されています。

もともと健康面から日本食が礼讃され始めましたが、今や味、風味などの面からも日本食が注目されているのです。

文明国日本として、今の食卓の現状は恥ずかしいかぎりです。

日本は科学技術、医療技術で、世界のトップレベルのはず。その国民が添加物まみれの食品を、毎日なんの疑いもなく食べているのです。これは大いに恥ずべきことです。

（注）かつお節はきちんとした衛生管理のもと製造されていることを前提にしております。

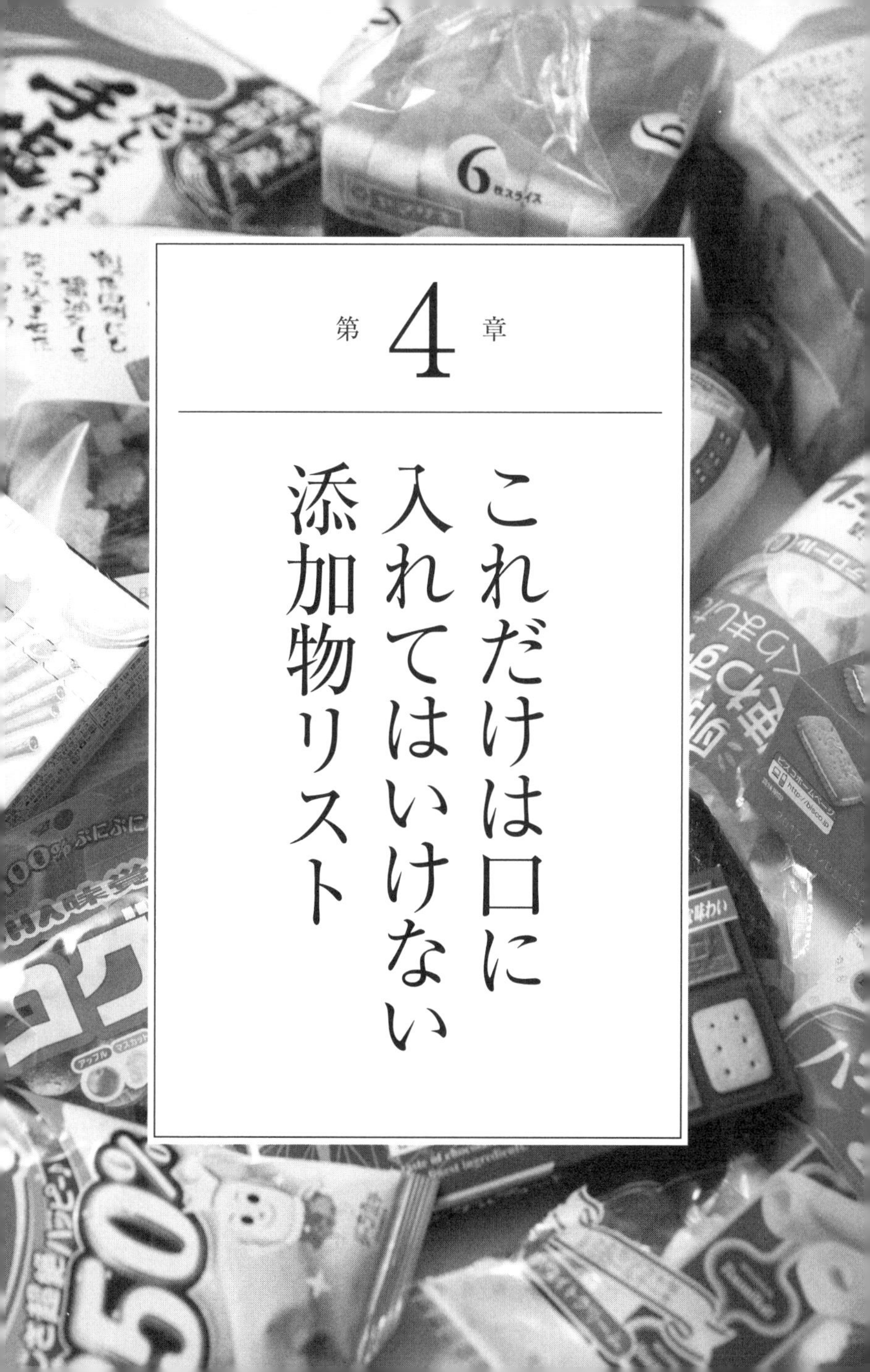

# 第4章

# これだけは口に入れてはいけない添加物リスト

添加物まみれの食品が蔓延している現状において、添加物の危険性からいかにして、家族や自分の身を守ればいいのか。

冒頭でお話ししたように、添加物の人への安全性はまったくわかっていません。ほとんどの人が普通に食事をしているだけで、無意識のうちに毎日数種類もの添加物を口に入れているといっても間違いではないでしょう。このような場合の安全性は、動物実験ですら確認されていません。

私自身、食品を選ぶ場合の目安を求められることが度々あります。

そこで、添加物を危険度に応じて《危険度大》、《危険度中》、《危険度小》にランクづけしました。ランクづけの判断は、あくまで本書独自のものです。参考にしていただければ、幸いです。

【ランクづけにおける本書の判断基準】

**①毒性の強弱**

ラットに1回投与した試験（急性毒性試験）、ラットに長期間投与した試験、催奇形性試験（奇形児が誕生するか否か）、変異原性試験、染色体異常試験などを参考にしました。

**②摂取頻度**

食パン、ドレッシングなど日常生活で摂取する頻度を常識的に判断。

**③ほかの添加物と併用される頻度**

一見すると安全そうな添加物であっても、ほかの添加物と同時に使用される頻度が高ければ、厳しい評価にしました。

**④不純物に関する法令による規制の程度**

合成添加物および、事実上、合成添加物に関して法令上不純物に関する規制が甘いもの、規制がないものは厳しい評価にしました。

**⑤食品中、もしくは調理中に有害物質に変化するか否か**

普通に考えれば安全と思われるものであっても、加熱などにより危険な物質に変化するものは厳しい評価にしました。

危険度 大

# 絶対に口に入れてはいけない添加物リスト

## ① 乳化剤（大豆由来、卵由来は除く）

［使用されている食品］

**パン類、菓子類、洋菓子、アイスクリーム、乳製品、マーガリン、ショートニング、カマボコなど水産練り製品、揚げ物、珍味食品、チョコレート、麺類、餃子、スナック、缶コーヒー、畜肉製品、カレー、てんぷら粉、ソース類**

［理由］

原材料表示には乳化剤とだけ記載すればよく、いかなる物質が何種類混ざっていても問題になりません。ショ糖脂肪酸エステルでは、個々の成分について動物での安全性すら検証が不十分です。ポリグリセリンエステルと称されているものには、いくつかのエステルが混合されています。個々のエステルの安全性は不明です。法令上、不純物に関する規定がないため、不純物がいくら含まれていてもいいのです。食品への使用量が多く、使用頻度も高い添加物といえます。コレステロールも乳化剤です。

## ② 膨張剤 (重曹、炭酸水素ナトリウム、重炭酸ソーダーと書いてあるものは除く)、ふくらし粉、ベーキングパウダー

[ 使用されている食品 ]

**天ぷら粉、ホットケーキミックス、天ぷら、フライ、豚まんなどの蒸し饅頭、ビスケット、クッキー、スポンジケーキ、ドーナツなど**

[ 理由 ]

膨張剤という表示をしておくだけで、ミョウバン、ピロリン酸4ナトリウム、アジピン酸など41種類の化合物が使用できます。まさか、41種類も使用されていることはないと思います。しかし、同時に添加物を何種類も摂取することになります。ミョウバンは、特に子供に対して有害なのでお菓子への使用を自粛するよう通達が厚労省から出ています。(平成25年6月21日)。厚労省がこのような通達を出すのは、極めて異例のことです。

## ③ リン酸塩

[ 使用されている食品 ]

**水産練り製品など多数**

**※原材料表示に「リン酸塩」とそのまま表示されている場合もありますが、多くのリン酸塩はpH調整剤、イーストフード、乳化剤、膨張剤、かん水に含まれています。この場合、リン酸塩という名前は表示されません。**

[ 理由 ]

リン酸塩という表示以外で、多くの食品に使用されています。そ

して、摂取頻度、摂取量が多い添加物です。ピロリン酸塩などの縮合リン酸塩では、縮合の程度が異なったものがあり、それら個々の安全性に関する検討が不十分です。過剰摂取により骨粗しょう症、心筋梗塞を引き起こす恐れがあります。

## ④ 着色料（赤、黄、青、緑という字に２，３，１０６のような数字がある着色料。例　食用赤色１０２号など）

［使用されている食品］

**野菜、食肉、鮮魚など使用が禁止されている食品がありますが、漬物、お菓子、和菓子、ゼリー、清涼飲料水、ソーセージ、カマボコなどの水産練り製品、つくだ煮、ジャムなど多数。赤色４０号などは輸入品に多く見られます。**

［理由］

より見栄えをよくするために、何種類かの着色料を混ぜて使われることがよくあります。数種類の色素を同時に摂取した場合の安全性は、検証されていません。問題の１つは、着色料の品質に関する法令の基準が甘すぎること。不純物が15%まで許されています。日本では使用が認められている青色２号、赤色２号は、外国では発がん性の問題で使用禁止となっているのです。

## ⑤ カラメル色素、または着色料（カラメル）

［使用されている食品］

**プリン、菓子類、飲料、ソース、しょう油のような食品、ウイス**

キー、ブランデーなど。

［理由］

砂糖を作るときの副産物やさまざまな糖類に、亜硫酸塩などの化学薬品を加えて加熱したものです。さまざまな化合物の混合物です。この混合物に、いかなる物質が、どれくらい含まれているのか解明されていません。したがって、正確な安全性は不明なままです。多方面で使われ、使用量の規制もありません。使用量は全着色料の過半数を超えています。

## ⑥ サッカリン、サッカリンナトリウム、サッカリンカルシウム（すべて甘味料）

［使用されている食品］

サッカリンはチューインガムのみ。ほかの２つは、菓子類、漬物、つくだ煮、シロップ、飲料水、歯みがき粉などにも使われています。

［理由］

これらの甘味料は、発がん性で禁止になったいきさつがあります。しかし、それは不純物が原因との理由で復活し、依然として不安が残る添加物です。ほかの甘味料とよく併用されます。この場合の安全性は検証されていません。お菓子など、バラ売りされている食品は、添加物などの表示は不要ですが、サッカリン類に関しては表示するように行政指導されています。安全性に問題があるからでしょう。

## ⑦ アセスルファムカリウム（甘味料）

［使用されている食品］

⑥と同じ。

［理由］

多くの食品に使用されているので、摂取機会がとても多い甘味料です。ほかの甘味料とよく併用されます。この場合の安全性は検証されていません。

## ⑧ スクラロース（甘味料）

［使用されている食品］

⑥と同じ

［理由］

天ぷらを揚げる程度の熱で化学変化します。加熱で化学変化した物質の安全性は十分に確認されていません。⑦と同じ。

## ⑨ ソルビン酸、ソルビン酸カリウム、ソルビン酸カルシウム（すべて保存料）

［使用されている食品］

甘酒（3倍以上薄めて飲むもの）、あんこ類、かす漬け、たくあん漬け、魚介乾燥品、みそ、マーガリン、カマボコ、さつま揚げ、

**畜肉製品（ハム、ソーセージ、ベーコン）、こうじ漬け、いかくん製品、たこくん製品など多くの食品に使われています。最近これらの添加物を使っている食品は、減少傾向にあります。**

［理由］

空気による酸化で化学変化を起こしやすい物質です。酸化により生成した物質の安全性は検証されていません。これらの添加物は、野菜やだ液の亜硝酸と化学反応を起こし、ニトロソ化合物に変わります。ニトロソ化合物は、発がん性物質が多いといわれています。

## ⑩ デヒドロ酢酸、デヒドロ酢酸ナトリウム

（すべて保存料）

［使用されている食品］

**チーズ、バター、マーガリンに限定されています。チーズには、致死率が高いリステリア菌が存在することがあります。そのため、これらの添加物の使用が認められているのです。チーズを加熱すれば、この菌は死滅します。色々なチーズを加熱して溶かし混ぜ合わせたのが、プロセスチーズです。プロセスチーズにはこの菌はいないので、これらの保存料は使われません。**

［理由］

毒性が強いので、上記のもの以外の食品への使用は禁止されたいきさつがあります。海外ではほとんど使われなくなりました。

## ⑪ ヒノキチオール（ひのきから抽出した天然保存料）

［使用されている食品］

**法令上はあらゆる食品に使用可能ですが、ひのきの匂いがするため使用は限定されます。主に菓子類、生鮮食品の包装材、食品の敷物、歯磨き、化粧品に使用されています。**

［理由］

動物実験で胎児に奇形が生じる催奇性が認められています。胎児の死亡、口蓋裂、短尾などの危険性も。東京都衛生研究所　1998年

## ⑫ イマザリル、OPP、OPP-Na、チアベンダゾール（TBZ）、フルジオキソニル、アゾキシストロビン、ピリメタニル（平成25年許可）（すべて防ばい剤、防かび剤）

（注）ＯＰＰ…オルトフェニルフェノール

［使用されている食品］

**ミカン以外のかんきつ類（レモン、オレンジ、グレープフルーツ）、あんず、さくらんぼ、桃、バナナ、キウイ、西洋ナシ、ビワ、ネクタリンなど。各防ばい剤ごとに対象食品が決められている。**

［理由］

ＯＰＰは日本では農薬として使用されていましたが、毒性が強いので使用禁止になりました。しかし、アメリカの強い圧力で再び使われることに。イマザリルには、肝臓がん、甲状腺がんの発生が認められています。チアベンダゾールは変異原性試験、染色体

異常試験で陽性反応が出ています。フルジオキソニルは、肝臓、腎臓、血液に、アゾキシストロビンは、胆管、すい臓、肝臓などに異常。ピリメタニルは肝臓、膀胱、甲状腺に異常をきたす恐れがあり、ラットのオスで甲状腺がんが報告されています。しかも、これらは２種類以上併用するケースがあります。その場合の安全性はまったくもって不明です。

## ⑬ BHA（ブチルヒドロキシアニソール）、BHT（ジブチルヒドロキシトルエン）（すべて酸化防止剤）

［使用されている食品］

**バター、マーガリンなどの食用油脂、煮干しなどの魚介乾燥品、魚介塩蔵品、魚介冷凍品などに使われています。この添加物は、スーパーで売られている食品で見かける頻度は減少しました。しかし、レストランなどの外食で使われていないか、これらを含む食用油脂などが加工食品に使われていないかが心配です。いずれの場合も表示しなくてよいからです。ＢＨＡ、ＢＨＴが入ったマーガリンをたっぷり使って作られたパン。このパンには、ＢＨＡ、ＢＨＴの表示義務はないのです。**

［理由］

ＢＨＡはラットでの胃がんの発生、ＢＨＴは変異原性や催奇形性（胎児の奇形の可能性）が認められています。スウェーデン、オーストリアでは使用禁止。両者とも食品中で酸化され、別物質に変化します。変化した物質についての安全性が検証されていません。また、ＢＨＴとＢＨＡは併用されることがよくありますが、その場合の安全性も検証されていません。

## ⑭ エリソルビン酸、エリソルビン酸ナトリウム（すべて酸化防止剤）

［使用されている食品］

**果汁飲料、ハム、ソーセージ、冷凍の魚介類、野菜や果物の缶詰。**

［理由］

この添加物は、変異原性で陽性反応が出ています。

## ⑮ チャ抽出物（天然酸化防止剤）（酸化防止剤）

［使用されている食品］

**冷凍のサケなど水産加工品、食肉加工品、菓子類、油脂類、飲料。**

［理由］

飲料のお茶は、お湯（水）で抽出したものですが、添加物のチャ抽出物は水やアルコール、その他の溶剤で抽出したものです。飲料のお茶とは成分が異なり、カテキンが多く含まれています。ヨーロッパでは緑茶カテキンが薬として販売されていましたが、重篤な肝障害を起すため禁止になりました。また、内閣府食品安全委員会は「緑茶抽出物は動物細胞に対し染色体異常をおこし、変異原性が認められる」としています。（府食第６８１号、平成１６年6月２８日）

## ⑯ カテキン（酸化防止剤）

［使用されている食品］

**⑮と同じ。**

［理由］

カテキンはガンビール、ペグアセンヤク、茶などから乾留したり、水、溶剤で抽出したものです。動物細胞に対し染色体異常を起こし、変異原性で陽性反応が出ています。

## ⑰ アルギン酸エステル（アルギン酸プロピレングリコールエステルのこと）（増粘剤、安定剤、ゲル化剤、糊料）

［使用されている食品］

**乳酸菌飲料、果汁飲料、みそ、しょう油、てんぷら、フライ製品など。**

［理由］

この添加物の製造には、プロピレンオキサイドという極めて毒性が強く、変異原性陽性で、動物実験で発がん性が認められている化学薬品が使われています。プロピレンオキサイドは、加工デンプンにも使われていて、発がん性があることは厚労省も認めています。プロピレンオキサイドを使った加工デンプンは、乳幼児向け食品への使用を禁止しています。法令で純度（含量）に関する規定がないため、不純物まみれでも問題になりません。しかも、プロピレンオキサイドの残留規制がありません。

## ⑱ 亜硫酸塩（漂白剤）

※亜硫酸ナトリウム、重亜硫酸ナトリウム、ピロ亜硫酸カリウムなど「亜硫酸」という語を含むもの。

［使用されている食品］

**ワイン、かんぴょう（巻きずしなど）、干しブドウ、乾燥果実、こんにゃく粉、ゼラチン、煮豆、水あめ、５倍以上薄めて飲む天然果汁、エビ、冷凍や生のカニなど。色の白いレンコンなど、普通より白いものは使用されている可能性大。**

［理由］

ぜんそくがある人が摂取すると、重篤な気管支痙攣を起こします。ラットではビタミン$B_1$不足や成長の抑制、胃内出血、脾臓肥大を起こすといわれています。この漂白剤で漂白した場合、色の戻りがあるため食品に成分を残存させておく必要があります。店でバラ売りしているエビには表示されていません。しかし、注意したくても注意のしようがないでしょう。

## ⑲ パラフィン（パラフィンワックス）（光沢剤）

※表示は光沢剤だけでＯＫ。パラフィンと表示する義務はなし。

［使用されている食品］

**果実類の艶出し、キャンディや錠剤型の菓子のコーティングに使われています。ガムの場合、ガムベースと表示されています。化粧品では口紅、クリーム類に使われています。化粧品の場合、ミツバチの巣から作られたミツロウが使われていることも。**

［理由］

原油からガソリンなどを取り出した残りから作ります。単一化合物ではありません。個々の化合物に関する安全性のデータがありません。タバコのタールなどに含まれている発がん物質である多環芳香炭化水素が含まれているのです。一応検査することになっています。

## ⑳ 加工デンプン（合成添加物）

［使用されている食品］

**菓子、ケーキ、麺類から大福もちまで、あらゆる食品に使われています。ソース、タレなどでは、乳化剤と表示している場合があります。この場合、加工デンプンであることはわかりません。**

［理由］

多くの食品にしかも大量に添加されているので摂取量が多い。大多数の人は平均すると毎日３ｇほどは摂取しているでしょう。これ以上という話もあります。単一化合物が得られないので厳密な安全性試験が不可能。品質に関する法令上の規定がありません。色々な化学薬品を混ぜて作るのですが不純物まみれであっても法令上問題なし。そんなバカな！発がん性があるプロピレンオキサイド（酸化プロピレン）が使用されている加工デンプンがあります。

## 危険度 中 避けるべき添加物リスト

### ① アスパルテーム（甘味料）

［使用されている食品］

**洋菓子、ヨーグルト、駄菓子類、カマボコ、飲料水など多くの食品に使われています。喫茶店、ホテルでは、コーヒー、紅茶用にテーブルに置いてあります。家庭用も売られています。あらゆる食品に使用でき、使用量の制限もありません。**

［理由］

使用後、時間の経過に伴い別物質に変わります。変化したものの安全性が十分検証されていません。フェニルケトン尿症の人は要注意です。がんができるなどと書いてある場合がありますが、それについては確証が持てません。

### ② ネオテーム（甘味料）

［使用されている食品］

**①と同じ。**

［理由］

２００７年に使用が許可された添加物です。一日許容摂取量から判断すると厳しいのですが、砂糖の１万倍の甘さがあることから、食品への使用量は極めて少ないと考えられます。

## ③ アドバンテーム（甘味料）

［使用されている食品］

**①と同じ。**

［理由］

２０１４年に使用が許可された添加物で、世界最強の甘味料です。ウサギに大量投与すると消化器の障害を起こすとされています。しかし、甘すぎるため、食品に大量に使われることはありません。砂糖の１万４０００〜４万８０００倍の甘さがあることから、摂取量は極めて少ない。

## ④ ポリリジン（保存料）

［使用されている食品］

**ごはんもの、蒸しパン類、粒あん、すしネタ、ホイップクリームなど。**

［理由］

アミノ酸であるリジンがたくさん結合したものですが、結合の仕方はたんぱく質とは異なります。急性毒性が低く、一般には安全と考えられています。しかし、放線菌というカビに似た細菌を培養して作るため、当然菌が作る色々な物質が不純物として含まれます。ポリリジンの純度は25％以上とされています。不純物が70％含まれていてもいいことになっています。合成保存料よりはましではないでしょうか。

## ⑤ β-カロテン（β-カロチン、ベータカロテン）（着色料）

［使用されている食品］

**マーガリン、バター、チーズ、ラーメン、冷菓、プリン、ゼリー、キャンディ、お菓子、飲料、てんぷらの衣、卵製品など。**

［理由］

合成着色料であって、野菜から取り出した物ではありません。ただし、抽出カロテンと書かれていれば、天然由来のものです。安価に合成できるため、多くの食品に使われています。法令上、不純物が４％まで認められている点に不安があります。

## ⑥ クチナシ色素（カロテノイド）（着色料）

［使用されている食品］

**菓子類、駄菓子、アメ、中華めん、冷菓、飲料、練りワサビ、漬物、パン生地、栗きんとん、栗の甘露煮など。**

［理由］

クチナシ色素には、色々な化合物があります。天然のものを化学的に変えた合成のものも、なぜか天然扱い（既存添加物）になっているものも存在します。各成分に関する詳しい安全性のデータが不足しています。そして、不純物に関する基準がありません。法令上いくら不純物が含まれていてもいいことになっているのです。カロテノイドと表示してもいいことになっていますが、野菜などのβ - カロテンとは異なります。

## ⑦ ビートレッド（アカビート、野菜色素）

（着色料）

［使用されている食品］

**カレイの一夜干し、イチゴミルク、冷菓、アイスクリーム、水産加工品、チョコレート、野菜ジュースなど。**

［理由］

アカビートとは赤い砂糖大根のことです。普通のビートより砂糖が少ないので、もっぱら料理用に使われています。ロシアでボルシチの材料として長い使用実績があります。有害だという情報はありません。しかし、抽出した色素の安全性に関する詳しいデータがありません。熱や光で変化しますが、変化した物質に関する安全性のデータが不足しています。

## ⑧ dℓ-α-トコフェロール（ディ-エルアルファトコフェロール）（酸化防止剤、合成酸化防止剤）

［使用されている食品］

**サラダ油、マーガリンなどの油脂類、インスタントラーメン、フ**

**ライ製品、食肉製品など、あらゆる食品に使用できます。**

［理由］

トコフェロールとはビタミンEのことで、天然のものはd型です。dℓ型は合成品で天然には存在しないℓ型を約50％含んでいます。ℓ型のものについては安全性に不安があります。dℓ型は栄養強化の場合、使用が認められていません。表示は酸化防止剤（ビタミンE）でもいいことになっているので、これでは天然か合成かわかりません。

## ⑨ アスコルビン酸、アスコルビン酸ナトリウム、アスコルビン酸カルシウム（酸化防止剤、合成酸化防止剤）

［使用されている食品］

**果汁飲料、清涼飲料水、乳酸菌飲料、果実の缶詰、ジャム、マーマレード、冷凍魚、魚介塩蔵品など多数。**

［理由］

アスコルビン酸とはビタミンCのことです。非常に変化しやすい物質です。変化した物質について、安全性が十分に検証されていません。

## ⑩ キサンタンガム（増粘剤）

［使用されている食品］

**漬物類、ケチャップ、ソース類、ドレッシング、イカの塩辛、つ**

**くだ煮、レトルト食品、ゼリー、プリンなど多数。**

［理由］

キサンタンガムに関しては、安全性に問題がないというのが通説になっています。ただ、発酵食品には使われていない細菌（バクテリア）を培養して作っているので、培養物由来の不純物が心配です。キサンタンガムに不純物として含まれる窒素は1.5％以下と規制されていますが、これをたんぱく質に換算すると、約９％になるため、人におけるアレルギーが心配です。ほかの不純物はどうなのかという心配もあります。ほかの天然多糖類と併用した場合には増粘多糖類とだけ表示されています。この場合はキサンタンガムという語は表示されません。

## ⑪ CMC-Na（カルボキシメチルセルロースナトリウム）、CMC-Ca（カルボキシメチルセルロースカルシウム）（増粘剤、安定剤、糊料）

［使用されている食品］

**アイスクリーム、ホイップクリーム、春雨、タレ類など**

［理由］

一般には安全性が高いといわれています。健康被害を心配しなければならない文献は見当たりません。しかし、色々な化学薬品を混ぜて作るうえ、純度に関する規定がないのです。いくら不純物が含まれていてもいいのです。セルロースをメチル化したものですが、メチル化の程度が異なるものが作られているのです。メチル化されたさまざまなものについて、安全性試験が行われるべきでしょう。「危険度大」に分類すべきかもしれません。

## ⑫ 次亜塩素酸ナトリウム（漂白剤、殺菌剤）

［使用されている食品］

**カット野菜、果物の殺菌。さくらんぼなどの漂白、脱色（脱色後赤色に着色）。調理場、病院、家庭の水道水。**

［理由］

強烈な作用を持つ添加物です。５％溶液を子供に飲ますと死亡します。使われた食品は必ず水で洗浄すれば、食品にはほとんど残りません。残存した場合、特有の嫌な臭いがします。アルコールが効かないノロウイルスにも有効です。カット野菜に使用すると、ビタミンB類を破壊します。表示しなくてもいいことになっています。

## ⑬ イーストフード

［使用されている食品］

**パン類、イースト（酵母菌）を使用した菓子類。**

［理由］

イーストフードは、使用が許されている18種類の化合物のうちのいくつかを混ぜたものです。それぞれの化合物名の表示義務はありません。イーストフードを使った食品を食べると、複数の添加物を摂取することになりますが、その場合の安全性に不安があります。リン酸塩を含む場合が多いので、骨粗しょう症の発症が心配されます。町のパン屋さんでは使用していないところがたくさんあります。表示を見れば、比較的簡単に避けることができます。

## ⑭ 有機酸 ※調味料（有機酸）調味料（アミノ酸等）の「等」の有機酸。

［使用されている食品］

**みそ、しょう油、カマボコなどからお惣菜まで。**

［理由］

かんきつ類に含まれているクエン酸、ぶどうに含まれている酒石酸塩など、天然に存在しているものと同じものが多い。しかし、すべて合成品です。リンゴ酸塩など、天然に存在しない化学構造のものもあり、このようなものについては安全性に不安があります。有機酸の中には《危険度小》に分類されるものもあります。

## ⑮ 酸味料

［使用されている食品］

**清涼飲料水、その他の飲料水、菓子類、乳製品、珍味食品、マヨネーズ、ソース、漬物、みそ、しょう油、パン、ゼリー、洋酒など。**

［理由］

法令で酸味料とだけ表示すればよいと認められている物質は、アジピン酸、クエン酸、ＤＬ－酒石酸、Ｌ－酒石酸、ＤＬリンゴ酸、氷酢酸、リン酸など24種類あります。ぶどう、ワインには

Ｌ - 酒石酸塩が含まれていますが、天然に存在しないＤ - 酒石酸も、有機酸として表示できるのです。これら天然に存在しないものに関しては、安全性のデータが不足しています。

## ⑯ 膨張剤（炭酸水素ナトリウム、または重曹、＋有機酸）

※ミョウバンを併用していない場合です。膨張剤がふくらし粉、ベーキングパウダーとなっているものも同様です。膨張剤とだけ表示しているものは除く。

［使用されている食品］

**前述の膨張剤と同じ**

［理由］

炭酸水素ナトリウムはふくらし粉として使う程度であれば、さほど心配はありません。有機酸は危険度中です。

## ⑰ ｐＨ調整剤（注）ｐＨ７未満は酸性、７を超えるとアルカリ性

［使用されている食品］

**弁当、サンドイッチなどあらゆる食品。食品の日持ちをよくします。この目的で使用した場合は物質名を表示する必要があります。本来、日持ち向上に使われていても物質名を隠すためにｐＨ調整剤と表示している場合も。**

［理由］

ｐＨ調整剤という表示が認められている物質は、グルコン酸、クエン酸など34種類あります。ほとんどが有機酸です。理由は有

機酸の場合とほぼ同じ。

## ⑱ 香料

［使用されている食品］

**野菜ジュース、飲料水、ケーキ、菓子類、ガムなどのあらゆる食品。**

［理由］

野菜ジュースはまずくて飲めないものがありますが、香料を加えると、おいしく飲めるようになります。また、焦げ臭さをごまかす作用があります。香料に使われている化合物は数千種類あります。これらを混ぜて使用しています。一般的には使用量がごく微量です。たくさん使用すると匂いがきつくなり、消費者に嫌われます。やや疑問はありますが、危険度中の判定にしました。

**危険度 小**

# なるべくなら口に入れたくない添加物リスト

## ① ソルビトール（ソルビット）（甘味料、保湿剤）

［使用されている食品］

**あん類、あんパン、回転焼き、たい焼き、ようかん、和菓子など、あんを使っている食品。ジャム、甘納豆、生麺、漬物、煮豆、つくだ煮、タレ、珍味食品、カマボコ、ちくわ、ハンペンなど　、水産練り製品（原料の冷凍すり身に使用されているだけであれば表示されていない）、ガムなど。**

［理由］

添加量が多い。多量に摂取すると軟便、下痢になることも。不純物が10％まで許されている点にやや不安がある。

## ② カラギーナン（安定剤、ゲル化剤、糊料、増粘多糖類）

※増粘多糖類と表示している場合、カラギーナンという表示はされません。

［使用されている食品］

**アイスクリーム、デザート、乳製品、飲料など。**

［理由］

海藻から抽出されています。国立健康・栄養研究所によると、低分子のものは大腸に障害を起こす場合があります。妊婦さん、乳幼児は口にしないほうがいいと。そして、飲み薬が効かなくなる場合があり、特に降圧薬を使用している人は口にしないこと。

## ③アルギン酸および塩類（アルギン酸エステルは除く）

**（増粘剤、安定剤、ゲル化剤、糊料）**

［使用されている食品］

**タレ、ジャム、アイスクリームなど。**

［理由］

昆布に含まれていますが、昆布以外の海草から作られているものもあります。大量に摂取すると、腸に障害が出ます。

## ④かん水

［使用されている食品］

**中華めん**

［理由］

かん水は16種類の化合物からいくつかを選んで混ぜたものです。ピロリン酸塩など好ましくない物質もありますが、すべて水溶性なので、ゆでるときにめんから溶出します。

# 安全な添加物リスト

## ① プロピオン酸及びその塩類 (保存料)

[ 使用されている食品 ]

**パン、チーズ、洋菓子。**

[ 理由 ]

プロピオン酸は、発酵食品や人の体の中でも作られます。法令で高純度が義務づけられています。

## ② しらこたん白 (保存料)

[ 使用されている食品 ]

**ロールケーキ、パン、もち、大福、めん類、カマボコなどデンプンが多い食品。**

[ 理由 ]

サケなど魚の白子から抽出したタンパク質です。アレルギーの報告もありません。

## ③ ビタミン$B_2$（着色料） ※黄色に着色するために使用。

［使用されている食品］

**菓子類など。**

［理由］

微生物を培養して作ります。天然の$B_2$と化学的に同一です。法令で純度は98％以上と定められています。水溶性ビタミンなので、体に蓄積しません。

## ④ ブドウ果皮抽出物（着色料）

［使用されている食品］

**飲料、ジャム、冷菓など。**

［理由］

ぶどうの皮から水で抽出し、乾燥させた赤紫の粉です。アントシアニンという抗酸化色素で、体の過酸化脂質の増加を抑制します。

## ⑤ミックストコフェロール、d-α-トコフェロール、d-γ-トコフェロール、d-δ-トコフェロール（酸化防止剤）

**※抽出トコフェロール、抽出Ｖ・Ｅなどと表示していることがあります。**

［使用されている食品］

**バター、サラダ油などの油脂類。インスタントラーメン、フライ製品、ハムなど食肉加工品など。**

[ 理由 ]

すべて天然ビタミンEなので、問題ありません。高価なため乱用はされません。

## ⑥ 大豆多糖類

[ 使用されている食品 ]

**菓子類など。増量剤的に使用。**

[ 理由 ]

豆腐製造時の廃棄物であるおからから抽出されています。食物繊維ですので、まったく問題ありません。

## ⑦ レシチン (乳化剤)

**※法令的には乳化剤とだけ表示すればＯＫ。なかには、乳化剤（レシチン又は大豆由来）と表示している場合があります。**

[ 使用されている食品 ]

**自然食品専門店で売られている食パンなどのパン類、乳製品、チョコレート、マヨネーズ風ドレッシングなど。**

[ 理由 ]

レシチンには、大豆レシチンと卵黄レシチンがあります。食品に使用されているのは、ほとんどが大豆レシチンです。レシチンはリン脂質の一種で、悪玉コレステロールを減らし動脈硬化を防ぐ働きがあります。高価なため、乱用されることはありません。

## ⑧ 炭酸水素ナトリウム（重曹）（膨張剤）

※膨張剤（炭酸水素ナトリウム、または重曹）と表示されているもので、膨張剤とだけ表示されている場合は除く。ミョウバンなどが併用されている可能性が高いため。

［使用されている食品］

**自然食品専門店で売られている豚まん、蒸しパン、蒸し饅頭、クッキー、そのほかの菓子類。**

［理由］

普通に使用すれば問題ありません。大量に使用するとアルカリ臭がするため、必要最小限しか使用しません。

## ⑨ 豆腐用凝固剤、または凝固剤

［使用されている食品］

**豆腐類。**

［理由］

６種類の化合物の使用が認められています。この中から何種類かを混ぜて、凝固剤としています。マグネシウム、カルシウム化合物がほとんどのため、健康に悪いということはありません。法令で高純度であることが決められています。

## ⑩ 消石灰または水酸化カルシウム、水酸化Ca（こんにゃく用凝固剤）

［使用されている食品］

**各種こんにゃく。**

［理由］

栄養強化に使用できる物質です。こんにゃく製造に使用しても、問題ありません。水酸化カルシウムはアルカリ性が強いため、目に入ると失明します。

## ⑪ トレハロース

［使用されている食品］

**食パン、カマボコなど、水分が多く腐敗しやすい食品全般。腐敗しやすい食品の日持ち向上、でん粉をたくさん含む軟らかい食品の品質保持。**

［理由］

ぶどう糖が２つ結びついたものです。シイタケなど天然の食品にも含まれています。微生物を利用して安く作られています。不安要素はありません。

## ⑫ クエン酸および塩類

［使用されている食品］

**飲料水、菓子類など。**

[ 理由 ]

ミカンなど、かんきつ類に含まれています。人の体の中でも生成されています。高純度であることが定められています。

## ⑬ L - 酒石酸および塩類

[ 使用されている食品 ]

**飲料水のほか、膨張剤、有機酸、酸味料、pH調整剤の成分として使用されている。**

[ 理由 ]

ぶどう、ワインにかなりの量が含まれています。健康に悪影響があるという報告に接していません。D - 酒石酸はこれに該当しません。

## ⑭ 乳酸および塩類 (酸味料、pH調整剤)

[ 使用されている食品 ]

**漬物、茎わかめ、飲料水など。**

[ 理由 ]

乳酸菌飲料、ヨーグルトに多量に含まれている。人の体内でも生成されている。

# 隠れ添加物に警戒せよ！

**実態は添加物にもかかわらず、法令上、添加物ではない、いわば「隠れ添加物」が存在します。**その中には、《危険度大》に分類すべきものもあります。多少わかりにくいので、詳しくご説明します。

私は人工的に作られたものは、すべて添加物にすべきと考えます。もちろん、小麦や米を粉にしたり、物理的に加工したものは問題ありません。化学的に加工したもののことです。法令上、添加物とは、厚労省が定めた添加物リストに記載されているものに限定されています。これが添加物メーカー、食品メーカー、流通業者だけでなく、一般消費者の社会通念になっているのです。管理栄養士ですらそうなんです。

しかし、私はこの法令自体が間違っていると考えています。

化学的方法によって人工的に作られているものの、法令上添加物とされていないものを、私は隠れ添加物と呼んでいるのです。なかには、添加物以上に安全性が危惧されるものがあります。そのうちのいくつかを挙げます。

## たんぱく質加水分解物

しょう油、だししょう油から、カマボコ、タレ、お惣菜、そのほかの食品の味つけなどに幅広く使用されています。だししょう油などの加工食品では、たんぱく質加水分解物という名称で表示されています。法令上添加物ではありません。お惣菜などでは表示されていない場合がほとんどです。添加物ではありませんからあらゆる食品にいくらでも使うことができます。まさに野放し状態です。

たんぱく質とは、アミノ酸がたくさん結合したものです。これを単純たんぱく質といいます。この単純たんぱく質に糖や脂質、核酸などが結合したものを複合たんぱく質といいます。

たんぱく質加水分解物には、豚、牛、鶏などのクズ肉が使われています。間違ってもヒレ肉、サーロインは使用されません（笑）。髪の毛、猫、犬、蛇を使用する国もある、といった悪い冗談もあります。

ほかにも、小麦のグルテンや油を搾った後の大豆（脱脂大豆）も使われています。ですから、たんぱく質加水分解物ではなく、クズ肉加水分解物、脱脂大豆加水分解物と呼ぶべき代物なのです。糖や脂質、核酸の分解物も生成します。

加水分解とはなにかというと、分解＝壊すと考えていただいてかまいません。加水分解法として、酸加水分解法と酵素加水分解法があります。

大量に使われ、私が問題視している酸加水分解物についてご説明します。

酸として使用されるのは、濃い塩酸です。

濃い塩酸で加水分解しますと、アミノ酸もできますが、ほかにもさまざまな物質ができます。使用する原料によってできる物質は違ってきます。しかし、それらがいかなる物質なのかは解明されていないのです。つまり、姿形がわからない集合物を私たちは食べさせられているのです。

酸加水分解のなにが怖いかというと、MCP、DCPという変異原性（遺伝毒性）陽性物質ができることです。つまり、発がん性の危険があるということです。もし肺、心臓、肝臓、神経などに悪影響を及ぼすような物質が含まれていたとしたら……。しかし、添加物ではないので、ラットによる詳しい安全性試験も行われていません。こう考えると、たんぱく質加水分解物は添加物以上に心配なものなのです。

加工食品であれば、たんぱく質加水分解物と表示しているものもあります。「酸」は書かれていませんが、酸加水分解物と考えてほぼ間違いありません。ただし、たんぱく質酸加水分解物を使用しているしょう油、だししょう油などで味つけした肉、煮物などには表示されていません。外食でも頻繁に使用されています。

大至急、厳格な安全性試験を実施し、品質を保証する規格基準を定め、添加物として指定（許可のこと）すべきです。

## マーガリン、ショートニング、ファットスプレッド

菜種油など、常温の液体の油に触媒を加え、水素を吹き込むと次第に固まってきます。これが水素添加油脂です。水素添加油脂は、主にマーガリン、ショートニング、ファットスプレッド（冷たい状態でもよく伸びるバター様の食品）に使用されています。

水素を添加といっていますが、加えるだけではありません。化学的に水素原子を油の脂肪酸に結合させるのです。ですから、水素添加油脂は、れっきとした化学合成品なのです。水素添加油脂のことを水添油脂、水添硬化油脂、単に硬化油脂などと呼んでいます。

そして、水素を結合させる工程でトランス型脂肪酸（トランス脂肪酸、トランス酸）が生成されるのです。私は「トランス死亡酸」と呼んでいます。トランス脂肪酸は1つではないのです。何種類ものトランス脂肪酸の存在が証明されています。

**トランス脂肪酸を摂取し続けると、以下の危険性があるのです。**

**①悪玉（ＬＤＬ）コレステロールが増加し、善玉（ＨＤＬ）コレステロールが減少します。その結果、心筋梗塞を引き起こすことになるのです。**

**②アトピーなど、ある種のアレルギーの原因になるといわれています。**

**③不妊の原因になるといわれています。**

①は確かです。さまざまなトランス脂肪酸があるので、それぞれについてどのような危険性があるのか、油脂業界は大至急研究すべきです。その義務があると思います。

マーガリン、ショートニングなどを使用した食品は危険です。特にショートニングはサクサク感を出すため、色々な菓子類に頻繁に使用されています。油脂として食パン、ポテトチップス、そのほか揚げ物にも使用されています。アメリカ、カナダ、デンマーク、イギリス、オーストラリア、韓国では規制に乗り出しています。ところが、わが日本の厚労省はダンマリ！

**（トランス脂肪酸に注意すべき食品）**

**＊油脂類…食用精製加工油脂（注1）、食用調合油、マーガリン、ショートニング、ファットスプレッド、バター（注2）**

（注1）水素添加油脂は、食品表示基準で食用精製加工油脂とされています。「精製」とか「加工」という語にダマされないでください。ここでいう「加工」とは、植物から「搾った」という意味ではないのです。わざわざ「食用」と称しているのが憎いですね。

（注2）バターには、水素添加油脂は使用されていません。バターのトランス脂肪酸は、牛乳由来です。牛など反芻動物の胃の中に住んでいる微生物が、トランス脂肪酸を作るのです。人は反芻動物ではありません。母乳は心配ありません。

＊パン類…食パン、クロワッサン
＊お菓子類…ポップコーン、さまざまなパイ、ビスケット、クッキーなど
＊ケーキ類…スポンジケーキ、ショートケーキなど
＊揚げ物…てんぷら、フライ製品などの揚げ油に、水素添加油脂、ショートニングを使用している製品の場合です。キャノーラ油など、水素添加油脂を混ぜていない油で揚げた食品であれば、トランス脂肪酸は少ないです。
＊その他…カレールーなど

食品に含まれているトランス脂肪酸の量は、赤外線スペクトル法というやり方で比較的簡単に測定できます。ですから、含有量を今すぐにでも表示するように義務づけるべきです。トランス脂肪酸を一定量以上含む食品は製造並びに販売禁止措置を！

食品衛生法第6条を見てみましょう。

「次に掲げる食品、または添加物はこれを販売し、または販売の用に供するために、

採取し、製造し、輸入し、加工し、使用し、調理し、貯蔵し、もしくは陳列してはならない。（一部省略してあります）

1　省略

2　有毒な、もしくは有害な物質が含まれ、もしくは付着し、またはこれらの疑いがあるもの。　以下省略」

トランス脂肪酸は、2の有害な物質に該当します。ですから、**トランス脂肪酸を含むマーガリン、ショートニングなど、並びにこれらを使用したパン、ケーキなどの食品を販売目的で製造してはいけないのです。陳列してもダメなのです。**このような立派な法律があるのです。しかし、全然守られていません。

食用油は天からの贈り物、これに化学の手を加えたから、天が罰を加えたのです。

## 異性化液糖

ぶどう糖は、英語でグルコースといいます。お医者さんがエネルギー補給のために点滴注射に使用しますね。ぶどう糖はエネルギー源です。

でん粉はぶどう糖がたくさん結合したものですから、でん粉を加水分解すると、ぶどう糖ができます。砂糖はぶどう糖と果糖が結合したもので、砂糖を加水分解すると、ぶどう糖と果糖の混合物ができます。ぶどう糖も果糖も良質な甘味があります。当然、ぶどう糖と果糖の混合物は、砂糖と同じ甘さがあります。

しかし、コスト面でいうと、でん粉は安く、砂糖は高いのです。

あるとき、日本人の研究者が、ぶどう糖をぶどう糖と果糖の混合物に変える酵素を作る微生物を発見したのです。この酵素を、グルコース（ぶどう糖）異性化酵素（グルコースイソメラーゼ）といいます。

でん粉⬇酸、または酵素で分解⬇ぶどう糖⬇異性化酵素⬇ぶどう糖と果糖の混合液（液糖）

液糖には、次の2種類があります。

ぶどう糖果糖液糖…ぶどう糖の割合が果糖より多い

果糖ぶどう糖液糖…果糖の割合がぶどう糖より多い

ぶどう糖も果糖も、果物に含まれているものと化学的には完全に一致します。そのため、安全性に関して心配なさそうですが、決してそうではありません。

でん粉や砂糖は摂取後、時間をかけて消化され、それぞれぶどう糖、果糖となり吸収されるのです。ところが、液糖のぶどう糖、果糖は消化に時間がかかりません。ダイレクトに吸収されます。ですから、摂取すると急速に血糖値の上昇を招きます。液糖は安価ですから、清涼飲料水などにタップリ使用されています。

**〈液糖で懸念される点〉**

＊虫歯の原因になります。砂糖、ぶどう糖、果糖は、歯垢中の細菌を繁殖させ酸を作ります。この酸により歯のエナメル質が溶かされ虫歯になります。

＊血糖値が上昇します。血糖値が高い状態が続くと、血管がボロボロになります。

＊肥満になります。果糖は体内で中性脂肪（脂肪です）に変わりやすいので、取りすぎると肥満になります。

＊果糖は満足感が得られにくい糖ですから、取りすぎてしまいます。

このように、液糖が添加されている飲料水、そのほかの食品の摂取は、極力少なくすべきです。液糖はレッキとした人工甘味料なのです。

液糖は人工的に製造されるのですから、添加物に指定し、法令で厳格な品質基準、並びに使用基準を定めるべきです。

異性化液糖は、多種多様な食品、飲料水に使われていて、知らず知らずのうちに、大量に摂取されているのです。**血糖値が高い人は、異性化液糖を決して口にしてはいけません。砂糖のとりすぎより危険です。**

## 糖質の還元物

**糖アルコール類、還元水あめ、還元でん粉分解物、還元でん粉糖化物**と表示している物質。これらはすべて法令上、添加物ではありません。

糖質の還元物についてご説明する前に、糖についておさらいをします。

### 糖質とは？

糖質制限など、日常よく耳にする言葉です。でん粉やぶどう糖など、炭水化物のうち、人が消化、吸収できるものが糖質です。炭水化物のうち、人が消化、吸収できないものを食物繊維といいます。

## でん粉とは？

ぶどう糖がたくさん結合したものです。直鎖状に結合したものと所々枝別れしたものがあります。でん粉を加水分解すると、ぶどう糖やぶどう糖がいくつか結合した混合物を生成します。このような混合物が水あめです。加水分解には酸や酵素が使われます。

## 糖質の還元とは？

糖質にはアルデヒド基という部分があり、アルデヒド基を還元すると、アルコール基に変わります。このようなものを還元□△とか糖アルコールといいます。ややこしいのですが、還元糖ではありません。還元された糖です。アルコールといっても、お酒のアルコールとは異なります。食べ過ぎると軟便になりやすくなります。

## ソルビトール（ソルビット）とは？

ぶどう糖を還元したもので、法令上、合成食品添加物です。甘味料として、また食品にしっとり感を与えるため、保湿剤として使われています。甘味料として使われている場合、甘味料（ソルビトール、またはソルビット）と、甘味料以外の場合、ソルビトール、もしくはソルビットと表示されます。

## 還元麦芽糖とは？

麦芽糖を還元したもので、マルチトールともいいます。添加物ではありません。

ぶどう糖を還元したソルビトールは合成添加物になっているのに、麦芽糖を還元したものは添加物ではありません。当然、添加物とすべきなのです。

## 「還元水あめ」「還元でん粉糖化物」「還元でん粉加水分解物」とは？

すべて同じものを指します。水あめを還元したものです。法令上添加物ではありません。

それぞれ、糖を還元したものでも、法令上、添加物扱いになるものとそうでないものがあります。不思議ですね。

**合法か違法か？**

ぶどう糖が50％を超える水あめを還元すると、ソルビトールが50％を超える還元水あめができます。現に、このような商品が食品メーカー向けに売られています。これをソルビトールの代わりに使用しても、表示は還元水あめでよいのです。ソルビトールを使用すれば、「無添加」とか「合成添加物不使用」とは書けませんが、**ソルビトールが多く含まれていても還元水あめを使用すれば、このような表示が可能なのです。**「ソルビトール」というカタカナの表示はしなくてもよいのです。こうすれば、消費者は安心して購入するでしょうね。

還元水あめ、還元でん粉糖化物などの糖アルコールは、虫歯予防といった効果もあります。また、製造の際に、どぎつい化学薬品の使用が少ない点から目くじらを立てるほどではないと考えています。しかし、人工的に作り出したものですから早急に添加物とすべきです。

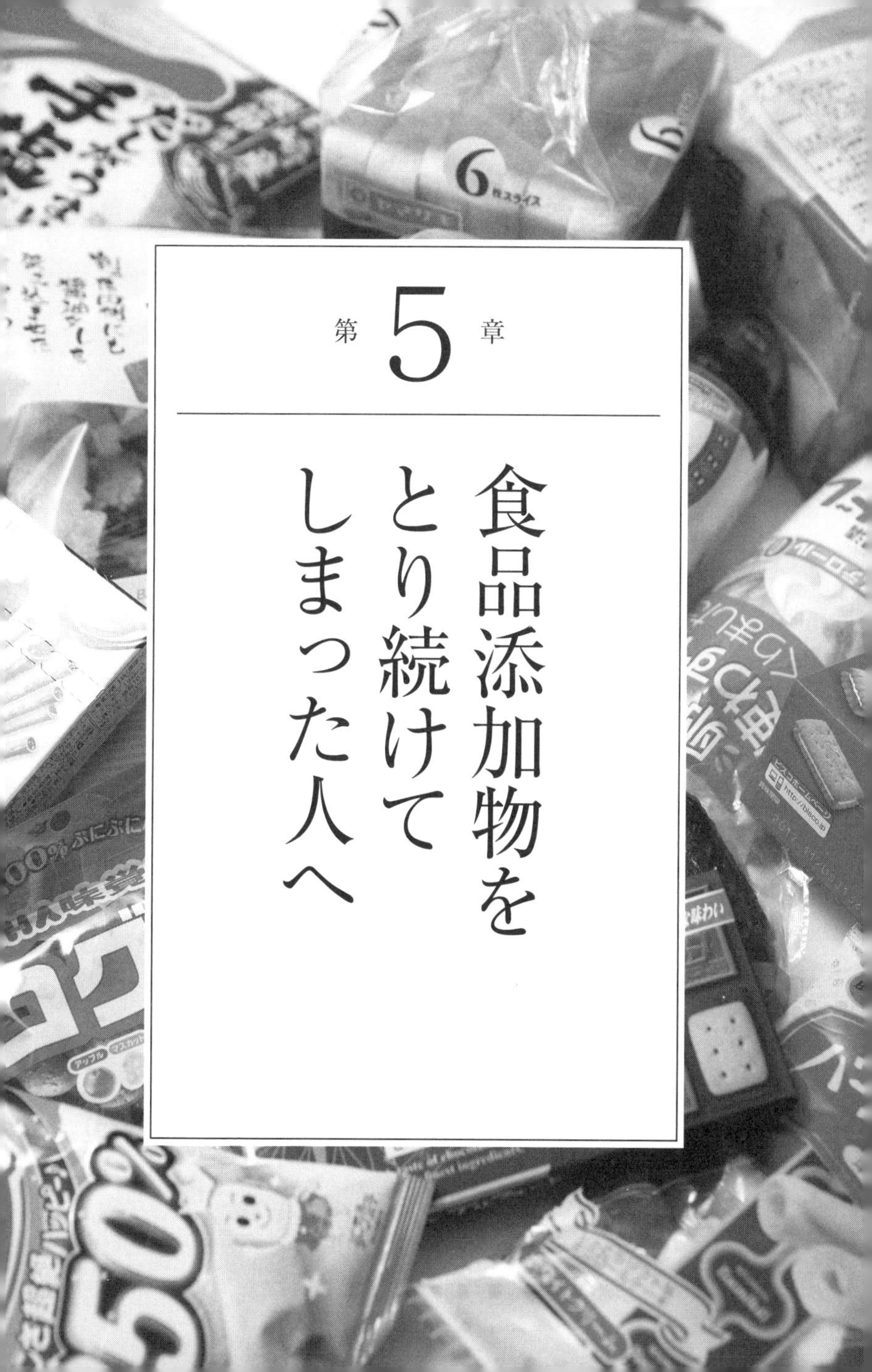

# 第5章

# 食品添加物をとり続けてしまった人へ

## なるべく取らないことが大切

日本は高度経済成長期を経て、世界でも有数の豊かな国になり、それにともない、私たちの食生活もガラッと変わっていきました。食品の工業化により、いつでもどこでも安価に食品が手に入るようになり、食が便利なものになっていったのです。

しかし、その反面、その便利さを担っている添加物を、多くの人は食品を通して子供時代からとり続けています。今の子供たちはもちろんのこと、現在、中高年世代の人たちは子供のころから、添加物が含まれる加工食品を大量にとり続けてきたのです。

日本は長寿大国になったものの、**体の不調を訴える人も増え続けています。冒頭で添加物の安全性について、ほとんどのことがわかっていないとお話ししました。しかし、その原因の1つに、化学物質である添加物の継続的な摂取があるのではないかと、私は疑っています。**

毒であれ、薬であれ、食品添加物であれ、化学物質は経口投与（口から取り入れること）すると投与量（飲ませた量）に応じて、体がなんらかの応答をします。

このことを示したものが、用量―応答曲線です。

この図から添加物の摂取量を少なくすれば、体への影響が少なくなることがご理解いただけると思います。薬の場合、医師が決めた量より少ない量しか飲まなければ、効果がないというのと同じ図式です。そのため、添加物の場合、摂取量を減らせば、体へのなんらかの影響は少なくなるはずです。

ちなみに、ここに示した用量―応答曲線は1つの化学物質についてであって、複数の化学物質についてではありません。**加工食品を体内にとり入れるということは、ほとんどの場合、複数の添加物という化学物質を同時に摂取していることになります。**しかし、その場合の体への影響は不明なままです。

添加物の安全性試験は実験動物で行われていますが、そもそも、実験動物は人と同

〖用量－応答曲線〗

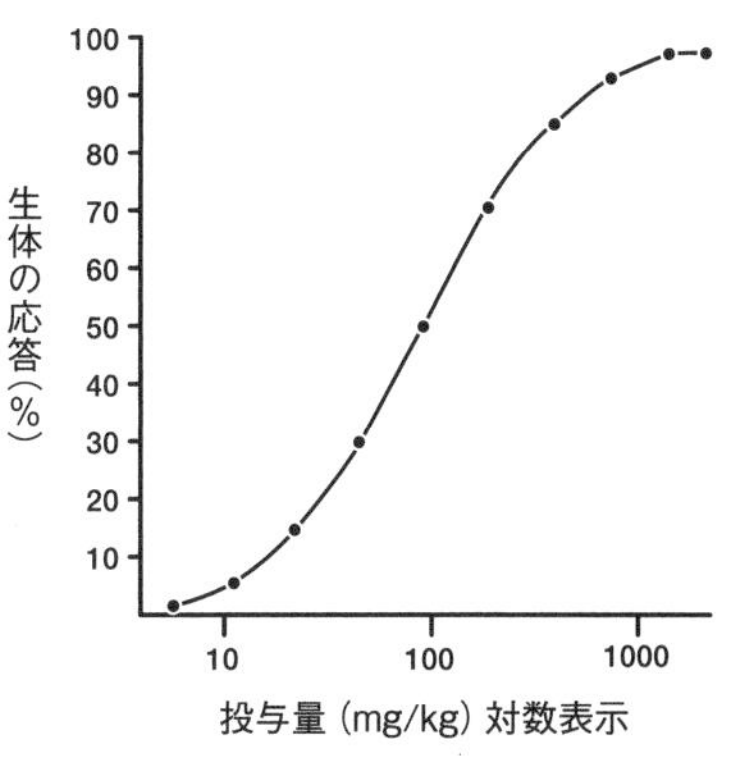

じ行動をとらない（ネズミは夜活発に行動する）うえ、化学物質から受ける作用が人と同じとは限らないのです。また、免疫作用、吸収、排せつ、代謝（体の中で添加物がどのような物質に変化するか）の働きも異なっています。

多くの現代人の食卓を見ていると、さまざまな添加物が毎日、あるいは散発的に、長期間にわたって体に入ってきている状況です。このような実態を考えると、実験動物のデータで人間での安全性をシミュレーションすることなど、もはや不可能なのです。

こうした添加物の計り知れない危険から身を守るには、食品の原材料表示をしっかり見て、添加物が入っていないもの、少ないものをなるべく購入することです。

それ以外のポイントは、**原材料表示に掲載されている原材料自体の数が少ない商品を選ぶことです。**

しかし、できることなら、自炊が一番です。きちんと生産された新鮮な肉や野菜、お米などの食材を、信頼できる最低限の調味料で調理したものを食べること。忙しい現代人にはなかなか難しいことでしょうが、週のうち何日かでも自炊することで大きく差がつくと私は思います。

今の時代、よほど気をつかっていない限り、添加物を完全に避けることは不可能といえるでしょう。**とにかく徐々に減らしていきましょう。**

添加物の入っていないもの、少ないもの、原材料自体の数が少ないものを買う

なるべく自炊をする

## 今からでも遅くない！

これまで添加物を気にしてこなかったお母さん、お父さん、今からでも遅くありません。例えばタバコ。長年喫煙していると肺が真っ黒になります。それでも禁煙して数年経過すれば、次第に肺が元のピンク色に戻ってきます。

添加物を減らすこと、止めることは、禁煙、禁酒よりずいぶん実行しやすいと思います。**外食を止める、減らす、パン、お菓子、漬物を買うときに気をつけるぐらいか**

ら始められてはいかがでしょう。

## 体に入った添加物はどうなるのか？

個々の添加物が体に入った場合どうなるかについて、詳しく調べられていないのが現状です。医薬品についてはかなり調べられていますが。

添加物など化学物質が口から入った場合、吸収、分布、代謝、排せつという運命をたどります。一部が蓄積する場合もあります。

ほとんどの場合、次のいずれかの運命をたどります。

**●吸収→分布→代謝→排せつ**

**●吸収→分布→排せつ**

①**吸収**…主に胃、腸から吸収されます。吸収される場合、細胞膜を通りますが、添加物分子の大きさ、水溶性か脂溶性などによって通り方が異なります。

例えば、保存料のソルビン酸や安息香酸はｐＨによりイオン化の程度が異なります。このような添加物は胃からも腸からも吸収されるのです。

添加物の場合、食品も同時に摂取される訳ですが、食物の存在が吸収速度に大きく影響します。

**②分布**…口から入った添加物は、胃、腸から吸収された後、血液によって全身に分布し門脈から肝臓に移行します。添加物が体内に残る時間が長くなるほど、害を与える時間も長くなります。

血液は流れているため、血液中の化学物質は時間とともに減少しますが、添加物は繰り返し吸収され（同じ添加物を含む食品を時間を置いて食べるような場合）、危害を及ぼすレベルの濃度になることが容易に推察されます。

**③蓄積**…脂溶性の添加物は、脂肪組織に蓄積する可能性が高いと推測されます。脂肪組織には、代謝機能がなく血管が少ないため、長期にわたり蓄積したままになります。

**④代謝**…ある物質が体の中でさまざまな化学変化を受けることを代謝といいます。代謝は酵素の作用によって行われます。ただ、でん粉やたんぱく質の代謝と添加物の代謝は異なります。代謝は基本的に体のどの組織でも行われますが、添加物の場合、

ほとんどが肝臓で行われます。その場合、水溶性化合物になる方向に代謝されます。代謝されて生成した物質の化学構造を決めるのは、容易ではありません。私も青春の一時期、この研究に従事していて大変苦労しました。

**⑤排せつ**…代謝され蓄積しないものは、尿、便、呼気、汗に混じって、体から出ていきます。吸収、分布、代謝、排せつは、弱い放射能を持った化合物を使用して調べることができます。添加物自体か、その代謝物かはわかりませんが、体のどこにどれくらい蓄積しているかも調べることができます。しかし、そういったことも行われておりません。これも絶対にやるべきでしょう。

## 体に蓄積した添加物を排出する方法はあるのか？

**体に入ってきた添加物などの異物が蓄積しやすい場所は、脂肪組織、骨などです。**

ヒ素や覚せい剤などは髪の毛にも蓄積します。

ビタミンAは過剰に摂取すると、脂肪組織に蓄積し、疲労感、頭痛、発疹などの健康被害が出ます。妊婦さんは特に、要注意。野菜に含まれているベータカロテンは問題ありません。

薬物などは肝臓で代謝された後、体内のグルクロン酸と弱く結合して排せつされる場合があります。グルクロン酸を含むドリンクがありますが、添加物対策として飲んでも多分無駄でしょう。グルクロン酸を飲んで添加物が排せつされたという話を聞いたことがありません。**脂肪組織に蓄積した場合、脂肪組織には血管が極めて少ないため、排せつは極めて困難です。また、骨中の添加物だけを排せつするのも同様に困難でしょう。**

排せつできるのは、爪、髪の毛に蓄積した場合だけでしょう。切り取ればいいだけですから。なによりもためないことが重要です！　つまり、摂取しなければいいのです。そうすれば、今以上に蓄積することはありません。お金は貯まりにくいのに、すぐ出ていってしまいます。添加物とは違いますね。

## では、なにを食べればいいのか？

「あれもダメこれもダメといっていたら食べるものがない」という話を耳にします。

そんなことはありません。体にいい食事、負担をかけない食事をすればよいのです。

**①米、麦、いもなどのでん粉**

パンなどの加工食品は添加物のないもの。基本的には米を主食にすることをお勧めします。ご飯を炊くときは、くれぐれも添加物は入れないようにしてください。

**②魚介類、肉類、卵、大豆（煮豆、豆腐）、牛乳。**

魚介類は新鮮なもの。冷凍品でもかまいませんが、長期間冷凍していたものは避けること。肉類は脂肪が少ないもの。卵の黄身にはコレステロールが多いので、食べ過ぎに注意。味つけしていないレトルト大豆は、サラダなどに混ぜて食べる。

**③2〜3種類の緑黄色野菜、きのこ類、海藻類、果物。**

①②③をバランスよく摂取すればいいのです。

調理に使うみそ、しょう油、みりん、酢は、無添加のものがスーパーなどで手ごろな値段で売られています。アルコールが使われていても心配ありません。菓子、飲料などの加工食品、スーパー、コンビニなどの弁当、外食は可能な限り避けましょう。決して難しいことではありませんよ！

## いい食品、悪い食品の見分け方

いい食品か、悪い食品かの見分け方

①きれいな色をしたものに注意。

②原材料表示を見る。添加物らしきものが多いものは避ける。加工デンプンは合成添加物です。

③栄養表示を見る。フライ製品など、脂質が多いものは避ける。マーガリン、ショートニングなどは避ける。

④安すぎる食品は慎重に。原材料、生産国、添加物などをしっかり見ることです。

⑤ポテトチップス、レンコンの天ぷら、ゴボウの天ぷらは買わない。油で揚げるとき、発がん性が認められているアクリルアミドを生成しているからです。

⑥自然食品専門店で選ぶ。少々値段は高いですが、安心して買い物ができると思います。お店の人の話をよく聞いて、信用できるお店を見つけておくことです。スーパーと違い質問しやすいですよ。

小薮浩二郎セレクト

# 全国安全な食品が買えるお店リスト

| | | |
|---|---|---|
| **北海道** | | |
| (株)まほろば厚別店 | 〒004-0051 札幌市厚別区厚別中央1-3 | 011-894-5551 |
| (株)あしたや | 〒005-0016 札幌市南区真駒内幸町2丁目1-12 ミュークリスタル1F | 011-588-4511 |
| (有)むつみ屋 | 〒063-0830 札幌市西区発寒10条6丁目2-36 | 011-664-0884 |
| 北海道 大地 | 〒070-0000 旭川市5条18丁目右6号 | 0166-32-1668 |
| 生活の丘 LIFE HILLS MARKET | 〒070-0010 旭川市大雪通6丁目1899-10 | 0166-74-4253 |
| 総合自然食品店 ふきのとう (有)オホーツク陽光産業 | 〒090-0818 北見市本町3-7-6 | 0157-25-0701 |
| **青森県** | | |
| MOAヘルシーハウス | 〒030-0813 青森市松原1-4-1 | 017-734-3256 |
| たちばなや | 〒030-0903 青森市栄町1-5-11 | 017-741-7202 |
| あおぞら | 〒030-0961 青森市浪打1-16-10 | 0177-43-0824 |
| エリナ八戸 | 〒031-0084 八戸市十八日町2 | 0178-44-6461 |
| **秋田県** | | |
| 秋田自然食品センター | 〒010-0951 秋田市山王2-11-22 | 0188-23-2921 |
| 自然食品の店 健生堂 | 〒017-0896 大館市字大館85-2 | 0186-49-4425 |
| **岩手県** | | |
| 川徳（B1健康食品売場） | 〒020-0024 盛岡市菜園1-10-1 | 019-651-1111 |
| 盛岡正食普及会 | 〒020-0887 盛岡市上ノ橋町1-48 | 019-652-3751 |
| **宮城県** | | |
| (株)オーク | 〒980-0822 仙台市青葉区立町22-14 | 022-211-0938 |
| (有)菜の花村 利府店 | 〒981-0135 宮城郡利府町菅谷台2-27-4 | 022-349-1042 |
| (有)菜の花村 本店 | 〒987-0601 登米市中田町石森野元188-1 | 0220-34-6991 |
| **山形県** | | |
| 介護ショップJAさわやか川西店 | 〒992-0601 東置賜郡川西町西大塚1623-1 | 0238-46-5575 |

| 福 島 県 | | |
|---|---|---|
| さつき自然食品店 | 〒960-8061 福島市五月町11-19 | 0245-23-1924 |
| (株)福島自然食品センター<br>(自然食品の専門店「玄」) | 〒965-0005<br>会津若松市一箕町鶴賀上居合175-8 | 0242-32-1850 |
| **茨 城 県** | | |
| 茨城自然食品センター | 〒310-0818 水戸市東台1-10-4 | 029-225-8260 |
| (株)みずほ | 〒305-0842 つくば市柳橋496 | 029-856-1090 |
| **栃 木 県** | | |
| 栃木自然食センター | 〒328-0017 栃木市錦町14-3 | 0282-22-1044 |
| **群 馬 県** | | |
| (株)井上自然食品センター | 〒371-0023 前橋市本町1-12-13 | 027-224-1818 |
| (有)お元氣ですか | 〒370-0006 高崎市問屋町4-3-4 | 027-364-4700 |
| **埼 玉 県** | | |
| こだわりや 大丸浦和<br>パルコ店 | 〒330-0052 さいたま市浦和区<br>東高砂町11-1 大丸浦和パルコB1 | 048-615-6058 |
| こだわりや 大宮店 | 〒330-9530 さいたま市大宮区<br>桜木町1-6-2 そごう大宮店B1 | 048-646-4330 |
| ナチュラルハウス<br>マイファミリー志木店 | 〒335-0004 志木市本町5-26-1 マイフ<br>ァミリー志木1F | 048-487-1096 |
| オーガニックガーデン<br>武蔵浦和マーレ店 | 〒336-0022 さいたま市南区白幡 5-19-<br>19 駅前ビルマーレ生活彩食館1F | 048-866-3993 |
| グリーンフーズ浦和店 | 〒336-0926<br>さいたま市緑区東浦和5-15-9 | 048-876-2300 |
| 大橋自然食 | 〒350-1109 川越市霞ヶ関北4-22-17 | 049-232-9445 |
| 有機の里 所沢店 | 〒359-1115 所沢市御幸町8-8 | 042-928-2523 |
| こだわり市場 所沢店 | 〒359-1198<br>所沢市日吉町12-1 西武所沢地下1階 | 042-903-0010 |
| **千 葉 県** | | |
| こだわりや 千葉店 | 〒260-0028<br>千葉市中央区新町1000 千葉そごうB1 | 043-203-6261 |
| こだわり市場船橋店 | 〒273-0005<br>船橋市本町1-2-1 西武船橋店B1F | 047-424-9821 |
| ナチュラルハウス<br>船橋東武店 | 〒273-8567<br>船橋市本町7-1-1 東武百貨店B1F | 047-460-2661 |
| ヘルスショップひまわり | 〒281-0025 千葉市花見川区花園1-19-6 | 043-272-7581 |

| 東 京 都 | | |
|---|---|---|
| 自然食 根津の谷 鳥居商店 | 〒113-0031 文京区根津1-1-14 | 03-3823-0030 |
| 自然食品の店 みやけ | 〒115-0042 北区志茂2-59-7 | 03-3902-5335 |
| ナチュラルハウス<br>北千住丸井店 | 〒120-0034<br>足立区千住3-92 北千住マルイ1F | 03-5284-3536 |
| (株)そうけん | 〒121-0805 足立区東伊興3-14-9 | 03-3853-1724 |
| こだわりや錦糸町店 | 〒130-0022<br>墨田区江東橋3-14-5 テルミナ地下1階 | 03-5625-4611 |
| 自然食品の店 F&F<br>武蔵小山店 | 〒142-0062 品川区小山3-23-7 | 03-3786-3900 |
| アスカ カマタ | 〒144-0051 大田区西蒲田8-2-1 | 03-3736-8912 |
| 自然食品の店 F&F<br>笹塚店 | 〒151-0073 渋谷区笹塚1-22-2 | 03-5454-2510 |
| 自然食品の店 F&F<br>自由が丘店 | 〒152-0035 目黒区自由が丘1-31-11 | 03-5731-5966 |
| 自然食品の店 F&F<br>梅ケ丘店 | 〒154-0022 世田谷区梅丘1-20-9 | 03-3706-1504 |
| 自然食品の店 F&F<br>玉川高島屋SC店 | 〒158-0094 世田谷区玉川3-7-18<br>玉川高島屋SC南館B1 | 03-5491-2281 |
| 自然食品の店 F&F<br>京王百貨店新宿店 | 〒160-0023 新宿区西新宿1-1-4<br>京王百貨店新宿店8階 | 03-5321-8306 |
| こだわりや 新宿店 | 〒160-8001 新宿区西新宿1-5-1<br>小田急百貨店別館ハルクフードB2 | 03-5321-6721 |
| 自然食品の店 F&F<br>阿佐ヶ谷店 | 〒166-0004 杉並区阿佐ヶ谷南1-36-12 | 03-5913-8007 |
| 自然食品店 もっこす | 〒167-0022<br>杉並区下井草5-11-20 河野ビル101 | 03-3399-6032 |
| 自然村(練馬) | 〒177-0051<br>練馬区関町北2-33-12 関町フラッツ1F | 03-5927-7787 |
| ボンラスパイユ<br>大泉学園店 | 〒178-0063 練馬区東大泉5-43-1<br>ゆめりあフェンテ2F | 03-5387-1158 |
| 自然食品の店 F&F<br>コピス吉祥寺店 | 〒180-0004<br>武蔵野市吉祥寺本町1-11-5 | 0422-23-5011 |
| なちゅらる風土 POO POO | 〒192-0362 八王子市松木37-3 | 0426-70-7263 |
| 有機家 | 〒194-0203<br>町田市図師町1446-3 クロワトール1F | 042-789-5305 |

| | | |
|---|---|---|
| ナチュラルハウス<br>レシピ町田 | 〒194-8501 町田市原町田6-4-1<br>町田東急ツインズイースト1F | 042-710-2825 |
| こだわりや 昭島店 | 〒196-0014<br>昭島市田中町562-1 モリタウン本館1F | 042-542-1151 |
| こだわりや 狛江店 | 〒201-0013 狛江市元和泉1-2-1<br>Odakyu-OX 狛江店1F | 03-5438-5377 |
| みどり自然食品店 | 〒207-0016 東大和市仲原4-22-20 | 042-563-2421 |
| **神奈川県** | | |
| 自然食品の店 F&F<br>アトレ川崎店 | 〒210-0007 川崎市川崎区<br>駅前本町26-1 アトレ川崎 B1 | 044-246-6875 |
| オーガニックガーデン<br>トレッサ横浜店 | 〒222-0002 横浜市港北区師岡町<br>700番地 トレッサ横浜 南棟1階 | 045-717-8777 |
| 自然食品の店 F&F 日吉店 | 〒223-0062<br>横浜市港北区港北区日吉本町1-21-1 | 045-562-1151 |
| こだわりや 橋本店 | 〒229-1103<br>相模原市橋本3-28-1 ミウィ橋本B1 | 042-700-7527 |
| こだわりや 港南台店 | 〒234-0054 横浜市港南区港南台3-1-3<br>港南台バーズ1F | 045-832-3041 |
| オーガニックガーデン<br>横須賀モアーズ店 | 〒238-0007 横須賀市若松町2-30<br>横須賀モアーズシティ B1 | 046-820-2434 |
| こだわりや 横須賀店 | 〒238-0008 横須賀市大滝町1-13<br>さいか屋横須賀 新館B1 | 046-828-6871 |
| 自然食品の店<br>ヘルスロード | 〒242-0021 大和市中央5-14-2<br>あすろーどパーキングビル103 | 046-262-0020 |
| オーガニックマートよこい | 〒248-0036 鎌倉市手広2−25−8<br>マリオンハウス1-A | 0467-38-1337 |
| 湘南自然食品店 リーフ | 〒251-0037 藤沢市鵠沼海岸3-1-8<br>グレース鵠沼101 | 0466-34-7344 |
| 自然食品の店 沢 | 〒253-0054 茅ヶ崎市旭が丘2-5 | 0467-85-1833 |
| (有)開成町自然食品<br>センター | 〒258-0026<br>足柄上郡開成町延沢四ツ角826-1 | 0465-82-6667 |
| **新潟県** | | |
| マルイチ自然食品店 | 〒955-0065 三条市旭町1丁目4-3 | 0256-32-5231 |
| 新津自然食品センター | 〒956-0864<br>新潟市秋葉区新津本町3-9-2 | 0250-24-5810 |
| 五泉自然食品センター | 〒959-1872 五泉市宮町3-1 | 0250-43-2991 |

| | | |
|---|---|---|
| **山 梨 県** | | |
| 春日居自然食品センター | 〒406-0002<br>笛吹市春日居町別田118-3 | 0553-26-3734 |
| **長 野 県** | | |
| (株)自然食品の店 つたや | 〒380-0832 長野市東後町4番地 | 026-234-5767 |
| 自然健康食品の店 わかば | 〒398-0002 大町市大町俵町2169 | 02612-2-7843 |
| **富 山 県** | | |
| 自然食品の店<br>ありがとう 高岡店 | 〒933-0023 高岡市末広町14-25 | 0766-21-0983 |
| ありがとう南富山 | 〒939-8073 富山市大町2区287 | 076-493-5798 |
| **石 川 県** | | |
| 自然食品の店 金沢駅西 | 〒920-0027 金沢市駅西新町1-4-1<br>ロイヤルコート駅西106 | 076-232-7081 |
| 自然食品の店<br>シンフォニー幸町 | 〒920-0967 金沢市菊川2-25-1<br>アーバンガーデン思案橋 | 076-262-2475 |
| 自然食品の店<br>シンフォニー有松 | 〒921-8042 金沢市泉本町1-7-2 | 076-245-4522 |
| 自然食品の店<br>シンフォニー小松 | 〒923-0921<br>小松市土居原町180-1 共栄ビル1F | 0761-23-1214 |
| **福 井 県** | | |
| 絆 敦賀店 | 〒914-0811<br>敦賀市中央町1-13-40 中央ビル | 0770-23-2070 |
| 絆 武生店 | 〒915-0074 越前市蓬莱町 2-16 | 0778-22-9622 |
| **静 岡 県** | | |
| 自然食品の店 キャロット | 〒412-0043 御殿場市新橋1969-3 | 0550-83-9329 |
| 自然食品 HORIYA | 〒415-0035 下田市東本郷1-2-1<br>下田とうきゅう店内 自然食品コーナー | 0558-22-7713 |
| こだわり食品の店 オリーブ | 〒424-0806 静岡市清水区辻2-12-7 | 054-364-4056 |
| ファミーユ コウハク 篠原店 | 〒431-0201 浜松市西区篠原町21699 | 053-448-0548 |
| オーガニックハウスあさのは屋 | 〒433-8112 浜松市北区初生町379-4 | 053-436-2313 |

| | | |
|---|---|---|
| **岐 阜 県** | | |
| ベストファミリー長良 | 〒502-0812 岐阜市八代 1丁目1-32 | 058-294-5861 |
| ピュアハウス 各務原店 | 〒504-0907 各務原市那加住吉町2-6 | 0583-83-2415 |
| 自然食品の店 高山 | 〒506-0011 高山市本町4-8 | 0577-36-4783 |
| **愛 知 県** | | |
| 豊橋自然食品センター | 〒440-0897 豊橋市松葉町3-65 | 0532-54-5876 |
| 健康家族の店 | 〒445-0825 西尾市会生町35 | 05635-4-3541 |
| 自然食品の店浄心 | 〒451-0031<br>名古屋市西区城西4-28-23 和光ビル | 052-531-7281 |
| (株)名古屋自然食品<br>センター マルエイ店 | 〒464-0874 名古屋市中区栄3-3-1 | 052-264-6314 |
| フレンド 新瑞店 | 〒467-0066 名古屋市瑞穂区洲山町<br>2-30-2 ロイヤルヤマダビル1-C | 052-841-3328 |
| あいのう流通センター<br>名古屋本部/直売店 | 〒468-0052<br>名古屋市天白区井口2丁目903 | 052-801-5643 |
| あいのう流通センター<br>知多営業所/直売店 | 〒470-2102<br>知多郡東浦大字緒川字下出口22-1 | 0562-84-2351 |
| (株)りんねしゃ 宇治店 | 〒496-0008 津島市宇治町天王前80-2 | 0567-24-6580 |
| (株)りんねしゃ 立込店 | 〒496-0044 津島市立込町2-27 | 0567-26-3979 |
| **三 重 県** | | |
| (株)四日市健康生活<br>センター | 〒510-0821 四日市市久保田1丁目6-44 | 0593-51-5541 |
| オーガニック くわな | 〒511-0822 桑名市馬道1-60 | 059-425-1038 |
| しんせん このはな店 | 〒514-0824 津市神戸長谷3464 | 059-223-6162 |
| しんせん 本町店 | 〒514-0831 津市本町22-12 | 059-225-7392 |
| **滋 賀 県** | | |
| オーガニックスペース<br>びわこ | 〒520-0854 大津市鳥居川町6-30 | 077-572-8016 |
| 水の子関西 彦根店 | 〒522-0052 彦根市長曽根南町448-6 | 0749-26-2582 |
| **京 都 府** | | |
| コープ自然派京都 | 〒614-8171 八幡市上津屋尼ケ池31-1 | 075-972-3606 |

| | | |
|---|---|---|
| ファーマーズ河原町<br>丸太町店 | 〒602-0872 京都市上京区丸太町<br>通河原町東入駒之町536 | 075-212-6340 |
| HELP一乗寺店 | 〒606-8185<br>京都市左京区一乗寺高槻町6 | 075-781-3150 |
| ヘルス伏見 | 〒612-8037<br>京都市伏見区桃山町鍋島7番地 | 075-611-0337 |
| HELP長岡店 | 〒617-0826 長岡京市開田4丁目12-1 | 075-951-2910 |
| **大阪府** | | |
| 水の子関西 三国店 | 〒532-0006 大阪市淀川区西三国<br>1-14-16 コスモハイツ1F | 06-6391-6296 |
| 水の子関西 淡路店 | 〒533-0032 大阪市東淀川区淡路4-16-5<br>カーサフレスカ1F | 06-6370-9405 |
| コープ自然派ピュア大阪 | 〒567-0854 茨木市市島1-12-37 | 072-635-0777 |
| とまと家族　谷町店 | 〒542-0012 大阪市中央区谷町7-3-4 | 06-6763-4183 |
| ブルーベリーマート | 〒546-0043 大阪市東住吉区駒川4-1-7 | 06-6697-6651 |
| (株)こだわりや | 〒553-0003 大阪市福島区福島1-2-25 | 06-6458-6400 |
| 自然館<br>グリーンプラザ店 | 〒569-0804 高槻市紺屋町1-1<br>グリーンプラザB1 | 0726-81-1332 |
| わいわいマート | 〒570-0034 守口市西郷通1-12-4 | 06-6995-1181 |
| ヘルシー四条畷店 | 〒575-0032 四条畷市米崎町20-12 | 072-877-1585 |
| 自然食品普及会「サン」 | 〒583-0027 藤井寺市岡1-4-10 | 0729-39-9377 |
| 自然館水無瀬店 | 〒618-0014 三島郡島本町水無瀬2-4-6 | 075-961-3745 |
| **兵庫県** | | |
| ナチュラルハウス 神戸店 | 〒650-0022 神戸市 中央区元町通2-7-7 | 078-392-3661 |
| オーガニック・ワン<br>御影クラッセ店 | 〒658-0054<br>神戸市東灘区御影中町3-2-1　1階 | 078-806-8426 |
| オーガニック・プラザ<br>芦屋店 | 〒659-0093 芦屋市船戸町1-30 | 079-734-2022 |
| コープ自然派兵庫 | 〒651-2228 神戸市西区見津が丘4-10-5 | 078-998-1671 |
| ナプコ | 〒662-0915 西宮市馬場町2-29 | 0798-34-6643 |
| ふるさと広場萩原台 | 〒666-0005 川西市萩原台東1-275-3 | 072-759-1411 |
| オーガニックガーデン<br>ピオレ姫路店 | 〒670-0927 姫路市駅前町188番1<br>ピオレ姫路店B1F | 079-223-0722 |

| | | |
|---|---|---|
| **奈 良 県** | | |
| コープ自然派奈良 | 〒630-8444 奈良市今市町40-1 | 0742-93-4484 |
| **和 歌 山 県** | | |
| コープ自然派和歌山 | 〒640-8331 和歌山市美園町5-4-6 | 073-499-8889 |
| 自然食品店緑屋 | 〒640-8222 和歌山市湊本町3-23 | 073-428-0643 |
| **鳥 取 県** | | |
| アースファミリー鳥取店 | 〒680-0036 鳥取市川端1-205 | 0857-24-1451 |
| アースファミリー米子店 | 〒683-0812 米子市角盤町1-27-10 | 0859-32-7101 |
| **岡 山 県** | | |
| アースファミリー北方店 | 〒700-0804 岡山市北区中井町1-1-11 | 086-221-7718 |
| アースファミリー岡南店 | 〒702-8057 岡山市南区あけぼの町20-8 | 086-263-4791 |
| アースファミリー西口店 | 〒700-0026 岡山市北区奉還町3-1-30 | 086-254-1510 |
| アースファミリー西大寺店 | 〒704-8116 岡山市東区西大寺中1-2-18 | 086-943-8248 |
| アースファミリー倉敷中央店 | 〒710-0055 倉敷市 阿知2-19-33 | 086-426-6701 |
| アースファミリー玉野店 | 〒706-0002 玉野市築港1-7-12 | 0863-32-1505 |
| アースファミリー津山店 | 〒708-0063 津山市小性町6 | 0868-22-1635 |
| アースファミリー笠岡店 | 〒714-0088 笠岡市中央町33-3 | 0865-63-6091 |
| **広 島 県** | | |
| アースファミリーかすみ店 | 〒720-0812<br>福山市霞町1-1-26 モリノビル1F | 084-924-8411 |
| アースファミリー尾道店 | 〒722-0035 尾道市土堂1-5-19 | 0848-22-3813 |
| 無添加食品の店うめさき | 〒731-5127 広島市佐伯区五日市2-9-25 | 082-922-5228 |
| **山 口 県** | | |
| 自然食品館 春 | 〒755-0011 宇部市昭和町3丁目14-35 | 0836-32-8576 |
| 風の詩 | 〒750-0001 下関市幸町1-8 | 0832-22-2211 |
| **徳 島 県** | | |
| コープ自然派しこく | 〒770-0873 徳島市東沖洲2-43-3 | 0886-79-6781 |
| 三集屋 | 〒770-0044 徳島市庄町1-4番地 | 0886-32-8238 |

| | | |
|---|---|---|
| 食彩市場三和 | 〒773-0031<br>小松島市和田島町松田新田171 | 0885-37-1771 |
| **香川県** | | |
| ナチュラルフーズショップらびっと | 〒760-0067 高松市松福町1-7-9 | 087-822-1539 |
| **愛媛県** | | |
| とべ健食センター | 〒791-2101 伊予郡砥部町高尾田880 | 0899-56-6680 |
| **高知県** | | |
| 自然食品成幸 | 〒780-8084 高知市槇山町12番13号 | 0888-43-7870 |
| いい自然食品の店 | 〒780-0051 高知市愛宕町1-8-18 | 0888-22-5989 |
| 高知自然食品センター | 〒780-0863 高知市与力町6-17 | 0888-73-1313 |
| 中村くらしを見直す会 | 〒787-0023 四万十市中村東町2丁目2-5 | 0880-35-3889 |
| **福岡県** | | |
| 自然食品館門司店 | 〒800-0025<br>北九州市門司区柳町2丁目4-4 | 093-391-5336 |
| コダマ健康食品(株) | 〒803-0802<br>北九州市小倉北区東港1丁目1-12 | 093-581-2202 |
| (有)タカハタ自然食品の店玄 | 〒807-0825<br>北九州市八幡西区折尾5丁目7-4 | 093-603-5574 |
| 自然食品の店　ファーム | 〒810-0023<br>福岡市中央区警固2丁目18-1 | 0120-444-571 |
| 香椎自然食品センター | 〒813-0013 福岡市東区香椎駅前<br>2丁目12-54 オリジンビル102 | 092-671-3534 |
| 九州自然食品協同組合 | 〒814-0032 福岡市早良区小田部5-14-6 | 092-851-5501 |
| natural natural マリナ通店 | 〒819-0014 福岡市西区豊浜2丁目3-4 | 092-895-6860 |
| **佐賀県** | | |
| 玄米食おひさま | 〒840-0842 佐賀市多布施2-5-30 | 0952-28-7883 |
| **長崎県** | | |
| 野の花 新大工町店 | 〒850-0017 長崎市新大工町1-6 | 095-823-5097 |

| | | |
|---|---|---|
| 野の花『住吉店』 | 〒852-8154 長崎市住吉町4－29 | 095-846-8709 |
| 口之津自然食品センター | 〒859-2504 南島原市口之津町丙2001-6 | 0957-86-3500 |
| **熊本県** | | |
| (株)天粧 | 〒860-0854<br>熊本市中央区東子飼町3-5 | 096-343-4043 |
| オーガニック はぁと | 〒862-0909 熊本市東区湖東2-1-3 | 096-367-3500 |
| ビオ天粧 錦ケ丘 | 〒862-0912 熊本市東区錦ケ丘14-16 | 096-374-6786 |
| たまな自然食品店 | 〒865-0066 玉名市山田2199-1 | 0968-73-8965 |
| くま自然食品 | 〒868-0303 球磨郡錦町大字西3598 | 0966-38-3388 |
| **宮崎県** | | |
| HEARTYながやま若葉店 | 〒885-0054 都城市若葉町88-5 | 0986-26-2941 |
| **鹿児島県** | | |
| 地球畑 西田店 | 〒890-0046 鹿児島市西田2丁目6-19 | 099-259-6089 |
| 地球畑 荒田店 | 〒890-0056 鹿児島市下荒田3丁目17-1 | 099-812-0668 |
| かごしま有機農業生産組合 | 〒891-0101 鹿児島市五ケ別府町3646 | 099-282-6867 |
| 地球畑 谷山店 | 〒891-0113 鹿児島市東谷山5-27-3 | 099-822-1055 |
| **沖縄県** | | |
| 比嘉健康食品センター | 〒900-0004 那覇市銘苅229-1 | 098-868-3090 |
| 沖縄健康食品センター<br>つのぶえ | 〒900-0012 那覇市泊2-5-14 | 0988-67-7116 |
| おきなわ・なちゅら食楽部 | 〒901-1206 南城市大里仲間909-7<br>(南城市役所 大里庁舎通り) | 098-946-1606 |
| (有)オーガニック市場<br>てんぶす | 〒904-2173 沖縄市比屋根2-2-8 | 098-880-6866 |

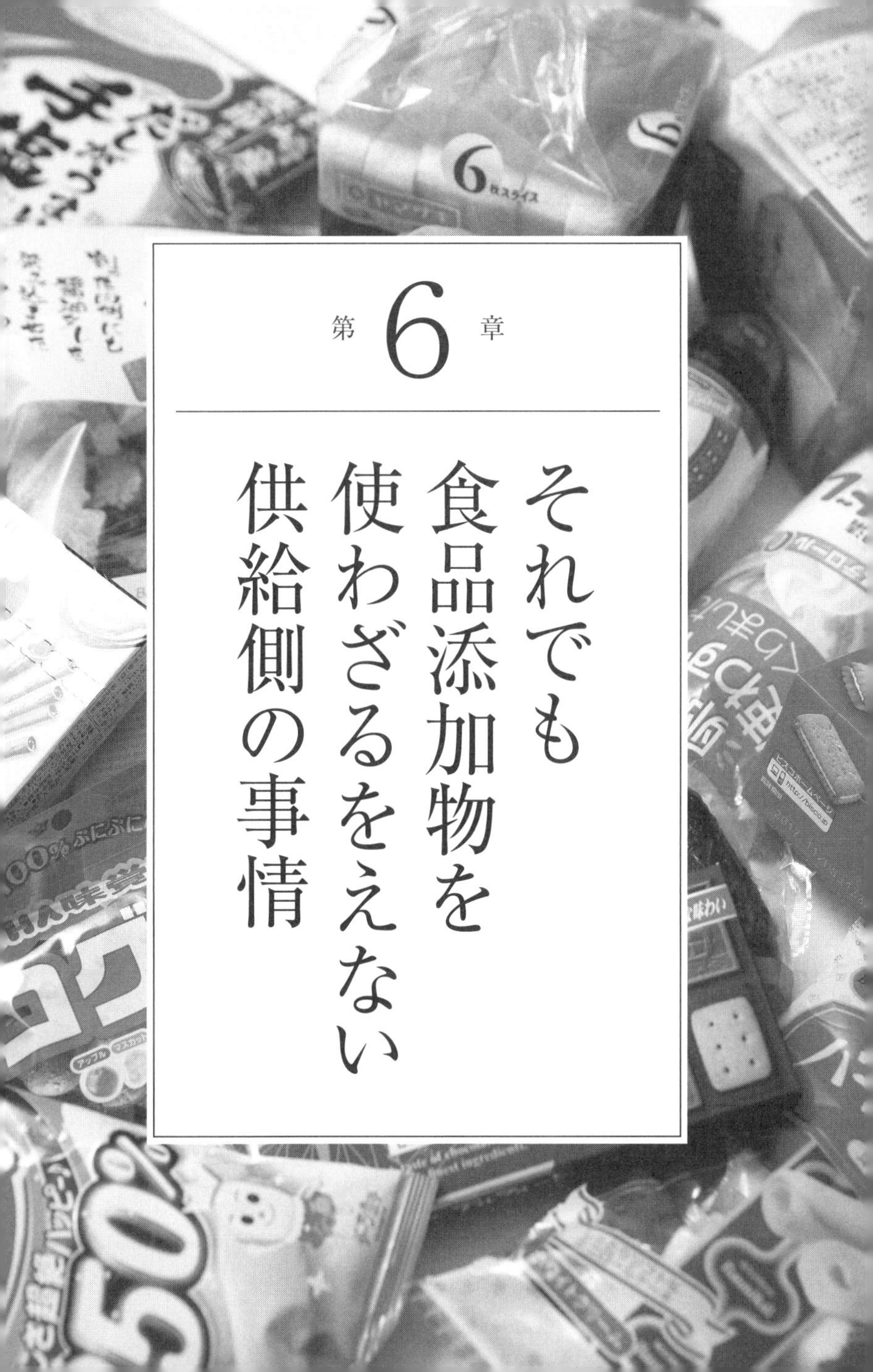

# 第6章

# それでも食品添加物を使わざるをえない供給側の事情

## 役所が認めているから、いくら使ってもとがめられない

食品に関係する役所は、厚生労働省、農水省です。

厚労省は、添加物が安全だと認め、認可した役所です。各都道府県、市などには厚労省の下請け機関として保健所（名称は色々です）があります。ある食品会社が「無添加と表示したいのですが」と保健所にお伺いを立てたところ、「そのような表示はダメだ」といわれました。このような話はしばしば耳にします。

添加物を本当に使用していないのであれば、このような文言を記載することは問題ないと考えます。なぜ保健所はダメだというのでしょうか。

答えは簡単です。**厚労省が安全だと認めて、認可した添加物を否定するような文言が気にいらないのです。**食品表示基準でさまざまな食品の規格を定めています。例えば、「本醸造」と表示しているしょう油。「本醸造」のしょう油には多くの添加物の使用が認められているのです。添加物は法令内であれば使い放題なのです。乳化剤、加工デンプンなど、あらゆる食品にいくらでも使用できる添加物がたくさんあります。

このような実態を考えると、役所は添加物の使用を推奨しているように思えてなりません。安くて見栄えのいい食品を製造するためには、さまざまな添加物を使うのが便利です。ですから、添加物屋は正々堂々と添加物を売りまくり、食品メーカーはなんら疑問を持つことなく、意気揚々と添加物まみれの食品を大量に製造し、スーパーなどは派手なチラシで宣伝し、売りまくっているのです。この中に、添加物の危険性に思いを巡らせる人はいないのです。私がかつて勤務していた添加物メーカーも、添加物は安全だと宣伝し、次から次へと添加物を開発し売りまくっていました。

## 食品の工業化がもたらした産物

スーパー、コンビニが大規模、多店舗化し、1つのスーパーが数百店舗、1つのコンビニが1万数千店舗を抱える時代になりました。あるお菓子を店舗数9000のコンビニに納入するためには、数万個作る必要があります。ある商品をコンビニに納入するには本社で商談します。そこで決まれば、全国的に発売されるのです。そのためには、味、形、色、値段を均一にする必要があります。天然素材で味つけしようとすれば、日持ちは悪く、値段が高くなり、また味にバラツキが出ます。このような事情から、添加物が重宝されるのです。

添加物があるから、工業化、大量生産が可能となったのです。

## 安く、大量に、見栄えよく、長持ちさせるには、添加物を使うのが手っ取り早かった

惣菜、弁当など、日持ちが1日でも伸びれば販売地域が広がり、廃棄量が減少します。そのためには、日持ち向上剤、保存料を使用するのが手っ取り早いのです。

しかし、ある小さな会社が製造しているサバずしは、冷凍で3カ月日持ちします。無添加です。食べてみましたが、結構美味しかったです。

ケーキ屋さんに並んでいるサクランボが載っているケーキ。不思議だと感じたことはありませんか？　どれも同じように鮮やかな色をしていますね。あのような色をしたサクランボを果物売り場で見たことがありますか。

このカラクリをご説明しましょう。

サクランボを漂白剤で脱色→赤色の合成着色料の液に漬け着色。

漂白するのは、きれいに着色するためです。時間の経過による退色の心配もありません。みつ豆などに入っているサクランボも同じです。

前項で述べましたように、味つけも事情は同じです。

たくあん漬けにはリン酸塩を添加しますと、均一なポリポリ感が得られるのです。**添加物は中国をはじめ、海外から安いものが手に入ります。しかも、使い放題です。**

結果的に添加物まみれの食品がお店にあふれているのです。

## 食品の安全基準から添加物だけが外されている理由

食品の安全を司どるのは、厚生労働省。法律は食品衛生法。この法律は食品安全の憲法的存在です。食品の安全基準に関する法令がいっぱいあり、実に細かくなんやかんやと決めております。例えば、乳飲料では細菌数が1ml当たり、3万以下で大腸菌群は陰性、加熱殺菌はどうしろ、保存はこうしろ、と細かく定めています。そのほかさまざまな食品に関して細かく定めています。

厚労省が定めた「健康増進法」なるものがあります。この条文のどこにも添加物の使用をひかえようといった文言は見当たりません。喫煙については触れているのですが。

食品に関しては、消費者庁も関係しています。食品表示基準という法令を定めております。例えば、ドレッシングとはどのようなもので、原材料や添加物はどうのこうのと規定しているのです。しかし、添加物を減らそうとする姿勢はまったくありません。厚労省と消費者庁は互いに協力して、仲よくやっているのです。

事細かく定められている食品の安全基準は、主に食中毒菌、異物、天然の有害物などが中心です。添加物は含まれておりません。

添加物に関しても膨大な関係法令がありますが、**添加物の使用を減らそうといった条文はありません。**添加物は動物での試験だけで、人での試験は実施せず安全だといって認可しているのは厚労省ですから、当然といえば当然です。

添加物の使用をひかえようとは、絶対にいえないのです。自己否定になるからです。

## ミシュランもハサップ（HACCP）も添加物に関してはなにもいわない

### （1）ミシュランガイドはおいしさ重視

ミシュランガイドとは、ミシュランというフランスのタイヤメーカーが出しているレストランなどの格付け本です。日本版も出ているので、ご存知のかたも多いと思います。

格付けはおいしさに重点を置き、星の数で評価を表します。

この評価に際し、添加物の使用状況はまったく調査されていません。調査員に添加物がわかる人はいないようです。ですから、ミシュランで3つ星のレストランだからといって、添加物を使用していないレストランということではないのです。

私は懐具合も含めて、安心できるお店でなければおいしいとは思いません。

### （2）ハサップ（HACCP）では添加物使い放題！

ハサップ（HACCP）は、Hazard　Analysis and Critical　Control　Pointの略です。訳すと、危害要因の分析・重要点の管理という意味になります。非常に高度な衛生管理とされています。ハサップについて要約してご説明します。

原材料の工場への受け入れから、最終製品までの各工程について、微生物や異物などの危害を分析し、危害の防止対策を講じる製造工程の管理システムです。

監視、記録がとても大変な仕組みになっています。重箱の裏の底まで事細かくつつくシステムです。さまざまな認証機関がありますが、認証とその後の認証の継続には、かなりお金がかかります。

私はハサップ認証を取得した食品工場を何回も見ました。あらゆる危害を想定し「危害要因の分析」を行うのですが、この「危害要因」に添加物は含まれていないのです。

なぜでしょうか？

ハサップは厚労省も推進しているのです。添加物は安全だと認めて使用許可を出している訳ですから、「ハサップでは添加物の使用を極力控えよう」とは口が裂けてもいえないのです。

添加物をたっぷり使用した食品ばかり作っていても、ハサップの認証取得にはまったく影響しないのです。

「ＨＡＣＣＰ取得」と書いてあっても、安心してはいけません。必ず原材料表示を見ましょう。

# おわりに

スーパー、コンビニ、デパートには、ところ狭しとばかりに、あらゆる食品が並んでいます。食品メーカーは、いろいろ知恵を絞り、見栄えがよくおいしそうな食品を日夜研究し、売り上げを伸ばそうと必死です。しかし、消費者の健康に配慮しようとする姿勢が見えません。

食の安全に責任を持つべき厚生労働省は、添加物まみれの実態に無関心です。あなたやあなたのかわいいお子さん、ご家族を誰も守ってくれていないのです。

あなたご自身が、食品の安全について勉強され、お子さん、ご家族を守るしかないのです。この本はそのようなあなたのためにわかりやすく書いたつもりではあります。

この本が、あなたご自身、ご家族の健康な生活に裨益することができれば幸いです。

出版に当たりましては、ビジネス社の皆様の並々ならぬご協力を頂きました。心から感謝いたしております。

小薮浩二郎

著者略歴
小薮 浩二郎(こやぶ・こうじろう)
1945年、岡山県生まれ。食品メーカー顧問、食品・添加物専門家。香川大学卒業後、九州大学大学院農芸化学専攻（栄養科学講座）修了。京都大学薬学部研究生を経て、製薬会社勤務。14年にわたり、医薬品、食品添加物などの研究に従事。現在は、食品会社の顧問など。著書に『ちょっと高くても、コッチ！』（三五館）、『コンビニ&スーパーの食品添加物は死も招く』（マガジンランド）、小説『白い濁流』（笑がお書房）などがある。

# 長生きしたければ、原材料表示を確認しなさい！

2017年5月21日　第1版発行
2023年3月1日　第2版発行

著　者　小薮浩二郎
発行人　唐津 隆
発行所　株式会社ビジネス社
〒162-0805　東京都新宿区矢来町114番地　神楽坂高橋ビル5階
電話　03(5227)1602（代表）
FAX　03(5227)1603
https://www.business-sha.co.jp

印刷・製本　株式会社光邦
カバーデザイン　ドットスタジオ　カバー写真　玉井幹郎
編集担当　本田朋子
営業担当　山口健志


ISBN978-4-8284-1954-1